Neuzinha Texeira Lopes

Cancro do pulmão em idade muito jovem

Neuzinha Texeira Lopes

Cancro do pulmão em idade muito jovem

ScienciaScripts

Imprint

Any brand names and product names mentioned in this book are subject to trademark, brand or patent protection and are trademarks or registered trademarks of their respective holders. The use of brand names, product names, common names, trade names, product descriptions etc. even without a particular marking in this work is in no way to be construed to mean that such names may be regarded as unrestricted in respect of trademark and brand protection legislation and could thus be used by anyone.

Cover image: www.ingimage.com

This book is a translation from the original published under ISBN 978-620-2-31378-0.

Publisher:
Sciencia Scripts
is a trademark of
Dodo Books Indian Ocean Ltd. and OmniScriptum S.R.L publishing group

120 High Road, East Finchley, London, N2 9ED, United Kingdom
Str. Armeneasca 28/1, office 1, Chisinau MD-2012, Republic of Moldova, Europe
Printed at: see last page
ISBN: 978-620-7-98891-4

O cancro do pulmão é a principal causa de morte relacionada com o cancro em todo o mundo, sendo o CPNPC responsável por 85% de todos os cancros do pulmão [2]. O adenocarcinoma do pulmão tem a incidência mais elevada entre os doentes com cancro do pulmão, com uma incidência específica por sexo de aproximadamente 30% nos homens e 37% nas mulheres nos Estados Unidos [3]. Os factores de risco mais fortes para o cancro do pulmão são o consumo de tabaco e a idade, estando o carcinoma do pulmão de pequenas células e o carcinoma de células escamosas mais fortemente associados ao consumo de tabaco do que o adenocarcinoma do pulmão [3].

O diagnóstico de cancro é geralmente inesperado, uma vez que o cancro não provoca sinais e sintomas nas fases iniciais, especialmente o cancro do pulmão. Os jovens adultos são frequentemente mal diagnosticados porque se pensa que o cancro é uma "doença para pessoas mais velhas". Embora o cancro do pulmão tenha uma baixa taxa de sobrevivência, os doentes podem prolongar o seu tempo de sobrevivência através da deteção e tratamento precoces.

O cancro do pulmão é raro em doentes jovens, especialmente nos que têm menos de 20 anos. O cancro que começa nos pulmões é mais frequente em doentes mais velhos com antecedentes de consumo de tabaco. Muitas pessoas pensam que o cancro do pulmão é uma doença das pessoas mais velhas, mas o cancro do pulmão também ocorre em jovens. O público tem sido alertado para o facto de o cancro do pulmão parecer estar a aumentar nos jovens adultos. Qual é a frequência do cancro do pulmão nos jovens e em que medida difere do cancro do pulmão nos doentes mais velhos?

Na literatura, o cancro em doentes mais jovens é geralmente de origem mediastínica. Assim, encontrámos dois casos de cancro do pulmão num homem de 15 e 17 anos de idade com apresentação clínica e história diferentes. Esperamos ilustrar os desafios específicos do diagnóstico e tratamento de doentes jovens com cancro do pulmão. Também apoiamos este livro com alguns casos de cancro do pulmão em jovens de todo o mundo. Como sabemos, o tabagismo e a poluição atmosférica são os principais factores de risco do cancro do pulmão; no entanto, numerosos estudos demonstraram que os factores genéticos também contribuem para o desenvolvimento do cancro do pulmão. Uma história familiar de cancro do pulmão aumenta o risco da doença tanto nos fumadores como nos não fumadores.

Este livro trata do cancro do pulmão familiar, em particular da agregação familiar do cancro do pulmão. O desenvolvimento do cancro do pulmão familiar envolve a partilha de factores ambientais e genéticos entre os membros da família. O cancro do pulmão familiar é um bom modelo para estudar a relação entre factores ambientais e genéticos e para identificar genes de suscetibilidade para o cancro do pulmão. Além disso, os estudos sobre o cancro do pulmão familiar podem ajudar a elucidar a etiologia e os mecanismos do cancro do pulmão e a identificar novos biomarcadores para a deteção e o diagnóstico precoces, terapias orientadas e melhores estratégias de prevenção. Nesta revisão, são apresentadas a etiologia e a biologia molecular do cancro do pulmão. Em seguida, apresenta e discute sistematicamente vários aspectos do cancro do pulmão familiar, incluindo as caraterísticas do cancro do pulmão familiar, os estudos de base populacional do cancro do pulmão familiar e a genética do cancro do pulmão familiar. Este livro também fornece orientações e apoio úteis sobre como reconhecer e lidar com muitas das mudanças, desafios e ajustamentos associados ao cancro, e onde encontrar apoio.

É difícil identificar um único fator desencadeante do desenvolvimento do cancro. Existem numerosos factores que podem aumentar o risco de desenvolver cancro, a que chamamos factores de risco. Os factores de risco para o cancro do pulmão são os seguintes

- **Fumar.** O risco de desenvolver cancro do pulmão aumenta com o número de cigarros fumados diariamente e com o número de anos fumados. Deixar de fumar em qualquer idade pode reduzir significativamente o risco de desenvolver cancro do pulmão.
- **Exposição ao tabagismo passivo.** Mesmo que não fume, o risco de cancro do pulmão aumenta quando está exposto ao fumo do tabaco.
- **Exposição ao gás rádon.** O rádon é produzido pela decomposição natural do urânio no solo, nas rochas e na água e acaba por se tornar parte do ar que respiramos. Concentrações inofensivas de rádon podem acumular-se em qualquer edifício, incluindo casas.
- **Exposição ao amianto e a outros agentes cancerígenos.** A exposição no local de trabalho ao amianto e a outros agentes cancerígenos conhecidos - como o arsénio, o crómio e o níquel - também pode aumentar o risco de desenvolver cancro do pulmão, especialmente se for fumador.
- **História familiar de cancro do pulmão.** As pessoas que têm um pai, um irmão ou um filho com cancro do pulmão têm um risco acrescido de desenvolver a doença.

Alguns factores de risco podem ser controlados, por exemplo, se deixar de fumar. Outros factores não podem ser controlados, como os antecedentes familiares. A maioria dos cancros ocorre em pessoas idosas porque quanto mais tempo estiver exposto a agentes cancerígenos, maior é o risco de desenvolver cancro. Quanto maior for o número de factores de risco, maior é o risco.

O tabagismo é, de longe, a principal causa de cancro do pulmão. Cerca de 80% das mortes por cancro do pulmão devem-se ao tabagismo, e muitas outras são causadas pelo tabagismo passivo. O tabagismo é claramente o fator de risco mais forte para o cancro do pulmão, mas interage frequentemente com outros factores. Os fumadores que estão expostos a outros factores de risco conhecidos, como o rádon e o amianto, têm um risco ainda maior. Nem todas as pessoas que fumam desenvolvem cancro do pulmão, pelo que é provável que outros factores, como a genética, também desempenhem um papel importante. Os cientistas sabem que alguns dos factores de risco do cancro do pulmão podem causar determinadas alterações no ADN das células pulmonares. Estas alterações podem levar a um crescimento anormal das células e, por vezes, ao cancro. O ADN é a substância química nas nossas células que constitui os nossos genes, que controlam o funcionamento das nossas células. Normalmente, somos parecidos com os nossos pais porque eles são a fonte do nosso ADN. Mas o ADN também pode influenciar o nosso risco de desenvolver certas doenças, incluindo vários tipos de cancro.

Alguns genes controlam quando as células crescem, se dividem para formar novas células e morrem:
- Os genes que promovem o crescimento, a divisão ou a sobrevivência das células são conhecidos como *oncogenes*.
- Os genes que ajudam a manter a divisão celular sob controlo ou que fazem com que as células morram na altura certa são conhecidos como *genes supressores de tumores*.

As alterações ou mutações num ou em ambos os genes levam a uma proliferação celular incontrolável. Se esta proliferação permanecer confinada ao local original, é designada por tumor benigno, mas se invadir as células circundantes e partes distantes do corpo, é designada por cancro.[21]

[1]O cancro do pulmão é a principal causa de morte entre homens e mulheres nos Estados Unidos, ultrapassando as mortes por cancro da mama, da próstata e colorrectal . [1]A incidência ajustada à idade para 2006 mostra que o cancro do pulmão é a principal causa de morte nos homens com mais de 40 anos e nas mulheres com mais de 60 anos . A prevalência do cancro do pulmão em doentes jovens é de 9,5%, segundo as estatísticas mundiais sobre o cancro para 2006-2010. O aumento da idade e o consumo de tabaco são os factores de risco mais fortes para o cancro do pulmão.

Os doentes jovens com menos de 20 anos, sem história de consumo de tabaco, exposição ambiental ou predisposição genética, são raramente diagnosticados com cancro do pulmão, mesmo aqueles com história de consumo de tabaco.[2] O cancro do pulmão de células não pequenas (CPNPC) em adultos jovens é uma doença rara mas devastadora, com um impacto socioeconómico significativo, e existem poucos estudos sobre este subgrupo de doentes.

Mas, com o tempo, os casos de cancro do pulmão em jovens aumentaram. Por exemplo, Taylor Bell Duck, um atleta de 21 anos da Division One de Greenville, Carolina do Sul; Ingrid Nunez, que foi diagnosticada pela primeira vez quando tinha 18 anos e era caloira na Universidade de Cornell; Corey Wood, um maratonista de 22 anos que conquistou o Monte Kilimanjaro. Jeff Julian, de 39 anos, antigo nadador da equipa americana, oito vezes All-American e finalista olímpico. Os paralelismos das suas histórias são impressionantes: todos eles eram jovens, atléticos e saudáveis, e nenhum deles alguma vez fumou. No entanto, todos desenvolveram cancro do pulmão em estado avançado. Noni Glykos, uma guia turística apaixonada por história que fumava Camel desde os 14 anos, casou-se aos 30 anos e deu à luz o seu único filho aos 32. Dois meses depois, soube que tinha cancro do pulmão, que o cancro já se tinha espalhado para o cérebro e que só lhe restavam alguns meses de vida. Um mês mais tarde, Noni apresentou-se corajosamente perante os amigos e a família na sua última festa de aniversário para se despedir. Debra Scott, 38 anos, mãe de duas filhas, uma das quais com onze anos de idade. Foi-lhe diagnosticado um cancro do pulmão na fase quatro. Fumadora, tendo começado a fumar aos 11 ou 12 anos, Debra descreve em diários regulares o pesadelo de saber que está a morrer, de ver a sua saúde e as suas capacidades diminuírem gradualmente, de perder o emprego, de ver as despesas médicas aumentarem e de se preocupar com a possibilidade de deixar uma filha pequena sem mãe. Em 17 de março de 2008, Debra escreveu: "Estou tão cansada, com dores e doente a toda a hora. Neste momento, estou a lutar muito. Estou muito deprimida". "Não consigo lidar com nada." "Tento agir como se fosse muito forte, como se conseguisse lidar com tudo, mas não consigo. Não consigo fazer nada. Só me apetece fechar no meu quarto e dormir ou chorar, o que vier primeiro." Não é um quadro bonito que Debra pinta, mas os fumadores deviam pensar nisso enquanto é tempo e o DJ Chris "Punch" Andrews, que morreu de cancro do pulmão a 30 de março de 2008, com 43 anos. Jill Costello detestava perder. Como timoneira da equipa de tripulação da CAL Berkeley, era uma competidora feroz e o tipo de pessoa que atraía os outros, atraídos pelo seu sorriso fácil e entusiasmo enérgico. Jill tinha uma intensidade que parecia irradiar dela. Jovem, bonita e atlética, Jill tinha apenas 21 anos quando lhe foi diagnosticado um cancro do pulmão na fase quatro. Nunca tinha fumado um cigarro. Menos de um ano depois, estava morta.

Outro exemplo de caso: Um jovem de 20 anos, sem antecedentes de consumo de tabaco, queixava-se de tosse e dores lombares há vários meses e de uma perda de peso de 11,3 kg. Foi tratado por pneumonia depois de uma radiografia do tórax ter revelado uma opacificação completa do pulmão direito. A tomografia computorizada revelou posteriormente uma massa no hilo superior direito e linfadenopatia mediastínica. Outros exames imagiológicos revelaram doença metastática difusa. A biopsia do mediastino revelou um tumor epitelioide pouco diferenciado com reação estromal desmoplásica, infiltração neutrofílica e diferenciação escamosa. A imunocoloração do tecido confirmou um carcinoma do pulmão de células não pequenas. Infelizmente, apesar da terapêutica agressiva, a doença do doente progrediu e este faleceu no espaço de 9 meses. A rapariga da província de Jiangsu, que não foi identificada, foi rotulada pelos meios de comunicação social estatais como a mais jovem doente de cancro do pulmão da China. A rapariga vivia junto a uma estrada movimentada e estava exposta à poluição PM2.5, uma matéria particulada que é considerada perigosa porque pode alojar-se profundamente nos pulmões e entrar na corrente sanguínea. O relatório, que tem sido amplamente divulgado na Internet, cita o Dr. Feng Dongjie do Hospital Provincial de Tumores de Jiangsu, que está a tratar a rapariga, dizendo que a poluição atmosférica foi a causa da sua doença.

O relatório afirma igualmente que, na China, morrem anualmente mais pessoas de cancro do pulmão do que de qualquer outro tipo de cancro. Em outubro, a Agência Internacional de Investigação do Cancro (IARC) da Organização Mundial de Saúde classificou a poluição atmosférica como cancerígena. A agência declarou que existem "provas suficientes" de que a exposição à poluição atmosférica causa cancro do pulmão e que a exposição aumentou significativamente nos "países industrializados em rápido crescimento e com grandes populações". De acordo com a American Cancer Society, os casos de cancro do pulmão em crianças são extremamente raros, sendo a idade média de diagnóstico de cerca de 70 anos, mas a incidência da doença disparou na China, uma vez que o rápido desenvolvimento do país provocou uma deterioração da qualidade do ar, especialmente nas zonas urbanas. De acordo com o Ministério da Saúde de Pequim, as mortes por cancro do pulmão na China mais do que quadruplicaram nos últimos 30 anos. O cancro é agora a causa mais comum de morte na capital dominada pelo smog. A notícia do diagnóstico da menina de oito anos surgiu depois de o smog asfixiante ter envolvido a cidade de Harbin, no nordeste do país, provocando a paragem dos voos e dos transportes terrestres e o encerramento das escolas durante vários dias, com a visibilidade reduzida a menos de 50 metros em algumas zonas. No auge do smog, os níveis de PM2,5 - o tipo mais pequeno e mais perigoso de partículas no ar - atingiram 1.000 microgramas por metro cúbico na cidade, 40 vezes mais do que o limite sanitário mundial.

a norma recomendada pela organização. Níveis elevados de PM2,5 estão associados a problemas de saúde como o cancro do pulmão e doenças cardíacas.

Compreender o cancro do pulmão numa idade jovem

Os tumores malignos que devem ser considerados nas massas torácicas neste grupo etário incluem os tumores de células germinativas (teratocarcinoma), linfomas, carcinóides e metástases de um tumor primário não pulmonar. O prognóstico do adenocarcinoma em doentes jovens não é mau. A taxa de sobrevivência neste grupo de doentes é muito variável. Mizushima et al. não encontraram qualquer diferença na sobrevivência de doentes com adenocarcinoma do pulmão com idade inferior ou superior a 30 anos.[11]

Os sinais e sintomas do cancro do pulmão podem incluir

- Uma nova tosse que não desaparece
- Tosse com sangue, mesmo que em pequena quantidade
- Falta de ar
- Dor no peito
- Rouquidão
- Perder peso sem esforço

- Dor nos ossos
- Dor de cabeça

Qual é a diferença entre o cancro do pulmão e os jovens?

Quando se trata de indivíduos com cancro do pulmão, há muitas diferenças no tipo de cancro, nas caraterísticas do cancro e em factores como a predisposição hereditária. No entanto, estatisticamente, existem algumas diferenças entre o cancro do pulmão em jovens e o cancro do pulmão em idosos. Estas incluem, entre outras:

1. **Estádio no momento** do diagnóstico - As pessoas mais jovens têm normalmente um cancro do pulmão mais avançado no momento do diagnóstico do que os doentes mais velhos; um maior número de doentes jovens é diagnosticado com doença no estádio 4. Até certo ponto, isto faz sentido. O cancro do pulmão - especialmente em jovens saudáveis e não fumadores - não está normalmente no radar do médico, o que pode levar a um atraso no diagnóstico. É frequente os jovens serem diagnosticados primeiro com asma, bronquite ou mesmo alergias antes de o diagnóstico ser feito.
2. **Etiologia do cancro do pulmão** - O cancro do pulmão é um dos poucos cancros com uma etiologia conhecida. O tabagismo é a principal causa do cancro do pulmão; no entanto, a maioria dos fumadores não desenvolve cancro do pulmão e muitos doentes com cancro do pulmão nunca fumaram. Por conseguinte, outros factores etiológicos, incluindo factores genéticos, exposição a radiações e poluição ambiental, devem desempenhar um papel no desenvolvimento do cancro do pulmão.
3. **Riscos ambientais** - Os factores ambientais estão associados à grande maioria dos cancros humanos, em especial ao cancro do pulmão. Os factores ambientais associados ao cancro do pulmão incluem o tabagismo, o tabagismo passivo, a poluição atmosférica, a exposição a substâncias químicas cancerígenas e o consumo de álcool. Além disso, a exposição ao rádon, aos metais pesados utilizados na fundição e ao amianto aumenta significativamente o risco de desenvolver cancro do pulmão.
4. O tabagismo **como causa** - Pensa-se que o tabagismo está na origem de 85% dos casos de cancro do pulmão; no entanto, apenas uma fração dos fumadores de longa duração desenvolve cancro do pulmão. O desenvolvimento do cancro do pulmão depende da quantidade e do tempo que a pessoa fumou, bem como de outras causas de cancro do

pulmão. Os homens e as mulheres que fumam têm 23% e 13% mais probabilidades de desenvolver cancro do pulmão, respetivamente, em comparação com os não fumadores. Além disso, o tabagismo passivo ou a inalação de fumo passivo está associado a doenças respiratórias e ao cancro do pulmão em não fumadores.

As crianças que foram expostas ao fumo passivo numa idade precoce podem ter um risco elevado de desenvolver cancro do pulmão mais tarde na vida. Um estudo anterior indicou que 9 milhões de crianças americanas com menos de 5 anos são afectadas pelo fumo passivo. O fumo do tabaco contém hidrocarbonetos aromáticos policíclicos (PAH), que se encontram entre os carcinogéneos mais comuns que danificam o ADN. Os HAP interagem com o ADN e formam aductos de ADN mutagénicos que desencadeiam o aparecimento do cancro do pulmão. Os fumadores, em particular, apresentam níveis mais elevados de formação de adutos PAH-DNA do que os não fumadores.

5. **Poluição do ar interior** - Os ambientes interiores estão altamente poluídos com uma mistura complexa de gases e partículas produzidos pela combustão. A exposição ao fumo de combustíveis sólidos tem sido associada a várias doenças, incluindo a doença pulmonar obstrutiva crónica, infecções respiratórias agudas e vários tipos de cancro, especialmente o cancro do pulmão. A combustão incompleta conduz à emissão de gases como o dióxido de enxofre, o monóxido de carbono, o dióxido de carbono e o óxido de azoto, bem como de HAP, formaldeído e metais pesados. Cerca de metade da população mundial está em risco de desenvolver doenças respiratórias devido à utilização de combustíveis de biomassa não transformados e de carvão para cozinhar e aquecer. Um estudo anterior realizado na China demonstrou que a poluição do ar em recintos fechados desempenha um papel importante no desenvolvimento do cancro do pulmão nas mulheres chinesas, especialmente nas não fumadoras. De acordo com o estudo, as mulheres que cozinham duas vezes por dia têm um risco duas vezes maior de desenvolver cancro do pulmão. Outro estudo referiu que a taxa de mortalidade associada ao cancro do pulmão em Xuanwei, na China, era mais elevada entre os utilizadores de carvão vegetal sem fumo do que entre os utilizadores de carvão vegetal sem fumo, o que sugere que a poluição do ar interior causada pelo carvão vegetal sem fumo é uma das principais causas de cancro do pulmão nesta região. Estes estudos sugerem uma ligação etiológica entre a poluição do ar interior e o cancro do pulmão.

6. **Poluição do ar exterior** - A poluição do ar exterior, causada principalmente pelas emissões do tráfego, da produção de energia, das

fábricas, das instalações industriais e da agricultura, aumenta o risco de doenças respiratórias e cardiovasculares. A Agência Internacional de Investigação sobre o Cancro classificou a poluição do ar exterior como um agente cancerígeno do Grupo 1 para os seres humanos. Os HAP são uma das classes mais importantes de carcinogéneos na poluição atmosférica urbana e resultam da combustão incompleta de madeira ou combustíveis, bem como de fumos industriais e de gases de escape de veículos. Foi demonstrado que a exposição a longo prazo aos HAP aumenta a incidência de cancro do pulmão.

Os fumos de escape dos motores dos veículos são uma mistura complexa de numerosas substâncias químicas cancerígenas e mutagénicas que estão envolvidas no desenvolvimento de tumores pulmonares. Raaschou-Nielsen *et al.* mostraram que os não fumadores e os residentes que vivem perto de estradas movimentadas têm um risco elevado de cancro do pulmão associado à poluição atmosférica. Também referiram que os óxidos de azoto e o dióxido de azoto, que provêm dos gases de escape dos motores dos veículos, causam cancro do pulmão nas populações urbanas. Estudos realizados em animais confirmaram igualmente que a exposição aos gases de escape dos motores diesel promove o desenvolvimento de tumores pulmonares.

O dióxido de enxofre, um importante poluente atmosférico e co-carcinogéneo, aumenta a mortalidade associada a doenças respiratórias. Foi observada uma elevada taxa de mortalidade em trabalhadores da indústria da pasta de papel e do papel e em pessoas expostas ao dióxido de enxofre em combinação com arsénico. Outros estudos sugerem que a exposição ao dióxido de enxofre na indústria da pasta de papel e do papel contribui para o desenvolvimento do cancro do pulmão.

[17]Pope *et al.* referiram que a exposição a longo prazo a poluentes atmosféricos aumenta significativamente a mortalidade relacionada com o cancro do pulmão em pessoas que vivem em centros urbanos ou perto deles. [17].No seu estudo, a associação entre a poluição atmosférica e o cancro do pulmão manteve-se significativamente elevada, mesmo após o controlo de factores como o consumo de cigarros, o índice de massa corporal, a dieta e a exposição profissional.

7. Factores hereditários

Os factores ambientais e os eventos somáticos são os factores mais importantes que contribuem para o desenvolvimento do cancro do pulmão esporádico. Os factores genéticos também desempenham um papel importante, mas até agora só foram identificados alguns genes específicos e outros factores genéticos que influenciam o cancro do pulmão.

Os estudos com gémeos são uma fonte valiosa de informação para decifrar a epidemiologia do cancro. [0.]A comparação da concordância em matéria de cancro entre gémeos monozigóticos (geneticamente idênticos) e dizigóticos (que partilham metade dos genes segregantes) pode revelar a influência de factores hereditários ou ambientais no padrão familiar do cancro [19] Um estudo com gémeos concluiu que a partilha de factores ambientais e de estilo de vida, mas não de factores genéticos, influencia a incidência do cancro do pulmão e que os hábitos tabágicos são provavelmente a razão do padrão familiar do cancro do pulmão em gémeos. Outro estudo sugere que os factores genéticos não têm um forte valor prognóstico para o risco de cancro do pulmão em gémeos. Além disso, verificou-se que uma pessoa cujo gémeo idêntico tinha cancro do pulmão tinha uma baixa probabilidade de desenvolver cancro do pulmão. Em contrapartida, um estudo anterior analisou o risco de cancro do pulmão em 45 000 gémeos (idênticos e fraternos) e concluiu que os gémeos idênticos e fraternos apresentavam um risco 7,7 vezes superior e 6,7 vezes superior, respetivamente. Estes resultados reflectem o efeito combinado de factores genéticos e ambientais.

Estudos anteriores demonstraram que factores como ter um parente de primeiro grau afetado, um início precoce do cancro do pulmão e vários membros da família afectados aumentam significativamente o risco de cancro do pulmão. A influência relativamente forte dos factores genéticos nos familiares de primeiro grau indica que ainda existem grandes lacunas no nosso conhecimento da genética do cancro do pulmão.

8. Predisposição genética

As pessoas a quem é diagnosticado cancro do pulmão numa idade jovem têm maior probabilidade de ter outros familiares com a doença. É provável que a hereditariedade desempenhe um papel muito mais importante no desenvolvimento do cancro do pulmão em doentes jovens do que em doentes mais velhos, e os investigadores estão apenas a começar a identificar alguns dos genes que podem predispor os jovens a desenvolver cancro do pulmão. O cancro é agora reconhecido como uma doença causada por alterações genómicas. A análise mutacional e a caraterização genómica fizeram avançar significativamente o campo da genética/genómica do cancro do pulmão nos últimos anos. Reconhece-se cada vez mais que a identificação de alterações genómicas no cancro do pulmão pode ter um impacto na terapêutica, especialmente se as alterações forem "motores oncogénicos" no processo de desenvolvimento e progressão do tumor. O cancro desenvolve-se quando se acumulam mutações genéticas em genes críticos, particularmente nos que controlam o crescimento e a divisão celular (proliferação) ou a reparação do ADN danificado. Estas alterações permitem que as células cresçam e se dividam de forma descontrolada, formando um tumor. Em quase todos os casos de cancro do pulmão, estas alterações genéticas são adquiridas durante a vida e estão presentes apenas em determinadas células do pulmão. Estas alterações, conhecidas como mutações somáticas, não são herdadas. Foram encontradas mutações somáticas em muitos genes diferentes nas células do cancro do pulmão. Em casos raros, a alteração genética é herdada e está presente em todas as células do corpo (mutações germinativas).

9. Risco familiar de cancro do pulmão

O cancro do pulmão está principalmente associado a factores ambientais, como o tabagismo e a poluição atmosférica, mas as causas familiares do cancro do pulmão também não devem ser ignoradas. Em estudos clínicos, observa-se frequentemente um agrupamento familiar de cancro do pulmão. O cancro do pulmão familiar é mais complexo do que outros cancros familiares e pode ser causado por factores ambientais partilhados ou por factores genéticos partilhados entre os membros da família. O papel dos factores genéticos no desenvolvimento tumoral do cancro do pulmão é mal compreendido, uma vez que os factores genéticos são mascarados pela influência de factores ambientais como o tabagismo, a poluição atmosférica e a combustão do carvão. O desenvolvimento do cancro do pulmão em não fumadores é um problema clínico complexo e numerosos estudos demonstraram que os indivíduos com antecedentes familiares de cancro do pulmão têm um risco duas a três vezes superior de desenvolver cancro do pulmão do que aqueles que não têm esses antecedentes; esta associação é mais forte nos indivíduos cujos irmãos desenvolveram cancro do pulmão. O risco de desenvolver cancro do pulmão é aproximadamente 50% mais elevado em pessoas com antecedentes de cancro em familiares de primeiro grau do que em pessoas sem esses antecedentes, e esta associação é independente do sexo, etnia, tipos histológicos e outros factores de risco conhecidos para o cancro do pulmão.

Os estudos sobre casos familiares de cancro do pulmão forneceram provas da herança do cancro do pulmão de uma geração para a seguinte. Cerca de 8% dos casos de cancro do pulmão são herdados ou ocorrem em resultado de uma predisposição genética. Num estudo anterior, os familiares em primeiro grau de um probando de cancro do pulmão tinham uma probabilidade superior à média de desenvolver cancro em comparação com outros não fumadores devido à recombinação genética.

A taxa de cancro do pulmão em Xuanwei (Yunnan, China) é quatro a cinco vezes superior à média chinesa e a poluição do ar é a principal causa de cancro do pulmão em Xuanwei. Vários membros da família nesta região são frequentemente diagnosticados com cancro do pulmão. Para além dos factores ambientais, os factores genéticos também têm sido associados ao risco de cancro do pulmão, especialmente entre as mulheres de Xuanwei. Um estudo realizado na China determinou o risco de cancro do pulmão dos familiares de um doente com cancro do pulmão e descobriu que os familiares do sexo feminino, especialmente as mães, tinham um risco mais elevado de desenvolver cancro do pulmão do que os familiares do sexo masculino. No entanto, os mecanismos genéticos exactos que influenciam a suscetibilidade ao cancro do pulmão nos familiares do sexo feminino na China são desconhecidos. Em algumas zonas rurais da China e em muitos outros países, os cozinhados continuam a ser feitos dentro de casa; esta prática pode ser considerada um importante fator de risco para o cancro do pulmão nas mulheres. Os estudos acima referidos sugerem que é provável que o cancro do pulmão se desenvolva em indivíduos geneticamente predispostos.

As mutações somáticas nos genes TP53, EGFR e KRAS são comuns no cancro do pulmão. O gene TP53 fornece instruções para a produção de uma proteína chamada p53,

que se encontra em todo o corpo no núcleo da célula, onde se liga diretamente ao ADN. A proteína regula o crescimento e a divisão celular, monitorizando os danos no ADN. Se o ADN estiver danificado, a p53 ajuda a decidir se o ADN é reparado ou se a célula se destrói (sofre apoptose). Os genes EGFR e KRAS fornecem instruções para a produção de uma proteína que é incorporada na membrana celular. Quando estas proteínas são ligadas (activadas) através da ligação a outras moléculas, são desencadeadas vias de sinalização nas células que promovem a proliferação celular.

As mutações do gene TP53 levam à produção de uma proteína p53 alterada que não consegue ligar-se ao ADN. A proteína alterada não consegue regular eficazmente a proliferação celular e permite a acumulação de danos no ADN nas células. Estas células podem continuar a dividir-se de forma descontrolada, levando ao crescimento do tumor. As mutações nos genes EGFR ou KRAS levam à produção de uma proteína que está constantemente ligada (constitutivamente activada). Como resultado, as células recebem constantemente sinais para se multiplicarem, o que leva à formação de tumores. Quando estas alterações genéticas ocorrem nas células dos pulmões, desenvolve-se o cancro do pulmão.

Verificou-se que as mutações em muitos outros genes são recorrentes nos casos de cancro do pulmão. A maioria destes genes está envolvida na regulação da atividade genética (expressão), na proliferação celular, no processo de maturação das células para desempenharem determinadas funções (diferenciação) e na apoptose.

Os investigadores identificaram numerosos factores ambientais e de estilo de vida que expõem as pessoas a compostos cancerígenos (carcinogéneos) e aumentam a taxa de ocorrência de mutações somáticas, contribuindo para o risco de cancro do pulmão. O maior fator de risco é o tabagismo de longa duração, que aumenta em 25 vezes o risco de cancro do pulmão. Outros factores de risco incluem a exposição à poluição atmosférica, ao rádon, ao amianto, a determinados metais e produtos químicos ou ao tabagismo passivo, a utilização prolongada de terapêutica hormonal de substituição para tratar a menopausa e um historial de doenças pulmonares como a tuberculose, o enfisema ou a bronquite crónica. Um historial de cancro do pulmão em familiares próximos é também um importante fator de risco. No entanto, como os familiares com cancro do pulmão são frequentemente fumadores, não é claro se o aumento do risco se deve a factores genéticos ou à exposição ao tabagismo passivo.

A maioria dos casos de cancro do pulmão não se deve a alterações genéticas hereditárias. Estes cancros estão associados a mutações somáticas que só ocorrem em determinadas células do pulmão.Quando o cancro do pulmão está ligado a alterações genéticas hereditárias, o risco de cancro segue um padrão autossómico dominante, o que significa que uma cópia do gene alterado em cada célula é suficiente para aumentar o risco de uma pessoa desenvolver a doença. É importante compreender que as pessoas herdam um risco acrescido de cancro, não a doença em si. Nem todas as pessoas que herdam mutações nestes genes irão desenvolver cancro do pulmão.Uma determinada doença pode ser classificada como "familiar" se mais do que uma pessoa na família sofrer da mesma. Algumas doenças que afectam vários membros da família são causadas por mutações genéticas que podem ser herdadas (passadas de pais para filhos). Outras doenças que afectam as famílias não são causadas por mutações em genes individuais. Em vez disso, os factores ambientais, como os hábitos alimentares ou uma combinação de factores genéticos e ambientais, são responsáveis por estas doenças.Nem sempre é fácil determinar se uma doença é herdada numa família. Um geneticista pode utilizar a história familiar (um registo de informações de saúde sobre a família imediata e alargada de uma pessoa) para determinar se uma doença tem uma componente genética. O geneticista irá inquirir sobre a saúde de pessoas de várias gerações da família, normalmente familiares de primeiro, segundo e terceiro grau.

Grau de relacionamento

Grau de relacionamento	Exemplos
Primeiro grau	Pais, filhos, irmãos e irmãs **Familiares**
Segundo grau Familiares	Avós, tias e tios, sobrinhas e sobrinhos Sobrinhos e netos
Terceiro grau	Primos em primeiro grau

Os cancros familiares, em que vários membros da família são diagnosticados com o mesmo cancro, são bons modelos para estudar a etiologia e os mecanismos do cancro. Em particular, o cancro do pulmão familiar, especialmente a agregação (ou incidência) familiar do cancro do pulmão, tem uma incidência elevada, sobretudo em certas regiões da China, como a cidade de Xuanwei, na província de Yannan. A agregação familiar do cancro do pulmão pode ser influenciada por vários factores, incluindo factores genéticos, hábitos de vida semelhantes (por exemplo, hábitos tabágicos e dieta) e

As análises citogenéticas do cancro do pulmão revelaram alterações cromossómicas recorrentes. Foram documentadas numerosas anomalias cromossómicas no cancro do pulmão; estas anomalias incluem perda de alelos, isocromossomas, translocação desequilibrada e perda de heterozigotia (LOH)

A aneusomia extensa (aumento de 2 ou mais cromossomas por célula) é a alteração cromossómica mais frequentemente observada em doentes com CPNPC. Utilizando técnicas citogenéticas clássicas, hibridação in situ por fluorescência interfásica (FISH) e hibridação genómica comparativa (CGH), foram detectados aumentos nos cromossomas 6, 7 e 8 em cerca de 50% das amostras de CPNPC. Os aumentos no cromossoma 5p são outra anomalia comum no CPNPC. Os estudos de cariótipo revelaram polissomia na maior parte do cromossoma 7, e grandes áreas de delecções nos cromossomas 3 e 9p ou amplificações nos cromossomas 1 e 3q são frequentemente observadas no cancro do pulmão. Nos carcinomas de células escamosas, a LOH e a CGH revelaram taxas mais elevadas de alterações cromossómicas do que nos adenocarcinomas. Além disso, a LOH no cromossoma 3p14 foi mais frequente nos fumadores actuais do que nos ex-fumadores.

Oncogenes e genes supressores de tumores

Está provado que as alterações nos oncogenes e nos genes supressores de tumores podem desencadear o cancro. Por conseguinte, o estudo destes genes é importante para analisar os mecanismos moleculares subjacentes ao cancro. Vários oncogenes e genes supressores de tumores têm sido associados ao cancro do pulmão.

Os genes RAS foram um dos primeiros oncogenes documentados e foram designados H-RAS (homólogo do oncogene do vírus do sarcoma murino grave), K-RAS (homólogo do oncogene do vírus do sarcoma murino de Kirsten) e N-RAS (originalmente isolado de linhas celulares de neuroblastoma). O K-RAS codifica uma proteína G que controla as vias de sinalização que regulam a proliferação, a diferenciação e a sobrevivência das células. As mutações activadoras no oncogene K-RAS são as alterações oncogénicas mais comuns nos adenocarcinomas do pulmão e ocorrem em 25-40 % dos casos. As mutações K-RAS são observadas mais frequentemente nas populações ocidentais do que nas asiáticas e mais frequentemente em homens fumadores do que em mulheres fumadoras.

O recetor do fator de crescimento epidérmico (EGFR) é uma proteína recetora tirosina-quinase de 1.186 aminoácidos que está localizada na superfície celular e está principalmente envolvida no crescimento e divisão celular. O EGFR pertence à família do oncogene B da eritroblastose aviária (ERBB), que inclui o ERBB1 (também conhecido como EGFR), o ERBB2 [também conhecido como recetor 2 do fator de crescimento epidérmico humano (HER2)], o ERBB3 e o ERBB4. A sobreexpressão do EGFR no cancro do pulmão foi descrita pela primeira vez em 1993 e foi observada em 43-89% dos casos de NSCLC. Das mutações conhecidas do EGFR no domínio da tirosina quinase, >90 % ocorrem como mutações pontuais ou deleções no exão 19. As mutações adquiridas do EGFR são frequentemente encontradas em mulheres não fumadoras na Ásia Oriental, o que sugere que responderão a terapêuticas orientadas para o EGFR.

O B-RAF é uma serina-treonina quinase e um dos três membros da família RAF, que também inclui o A-RAF, o B-RAF e o RAF-1. As mutações oncogénicas no B-RAF ocorrem em 6-8% dos casos de CPNPC e são responsáveis por mais de 90 000 mortes por ano em todo o mundo. A grande maioria das mutações do gene B-RAF no cancro do pulmão corresponde à mutação de transversão T1799A no exão 15. A variante V600E do gene B-RAF, o alelo mutante mais comum, tem sido utilizada para adequar geneticamente os doentes à terapêutica com inibidores do gene B-RAF. As mutações do B-RAF são comuns em mulheres com adenocarcinoma do pulmão, independentemente do historial de tabagismo.

Tal como o EGFR, o HER2 pertence à família ERBB de receptores tirosina-quinases. As mutações HER2 foram encontradas em 2-4% dos casos de CPNPC, e a maioria das mutações envolveu inserções no exão 20. As mutações HER2 são comuns em doentes asiáticos que nunca fumaram; estas mutações são também mais comuns em adenocarcinomas do que noutros cancros do pulmão. Recentemente, foi identificada uma nova mutação pontual germinal HER2 G660D em familiares nunca fumadores com adenocarcinoma do pulmão em várias gerações.

A proteína de fusão EML4 (echinoderm microtubule associated protein-like 4) e ALK (anaplastic lymphoma kinase) é um dos mais recentes alvos moleculares para o tratamento do NSCLC. Os rearranjos dos genes EML4 e ALK foram observados em 3-7% dos doentes com NSCLC. Os doentes com cancro do pulmão ALK-positivo são geralmente jovens, independentemente da etnia, têm pouca ou nenhuma exposição ao tabaco e têm adenocarcinoma. Foram observadas várias variantes de transcrição do gene de fusão EML4-ALK no CPNPC. Entre estas variantes, a E13:A20 (incluindo o exão 13 do

EML4 e o exão 20 do ALK) e a E6a/b:A20 (variante 3a/b) são as mais comuns, representando 33% e 29% de todas as variantes do EML4-ALK detectadas no CPNPC, respetivamente.

O ROS1 é um proto-oncogene localizado no cromossoma 6p22 e está envolvido em translocações cromossómicas associadas ao cancro do pulmão. As fusões ROS1 são comuns em não fumadores com um diagnóstico histológico de adenocarcinoma. Em doentes com cancro do pulmão de células não pequenas (NSCLC), foram detectadas translocações cromossómicas através de fusões de ROS1-Solute Carrier Family 34 Member 2 (SLC34A2) e ROS1-Cluster of Differentiation 74 (CD74), em que a região 5' de SLC34A2 se funde com a região 3' de ROS1 ou a região 5' de CD74 se funde com a região 3' de ROS1. Para além das fusões SLC34A2 e CD74, foram identificados quatro novos parceiros de fusão ROS1 no CPNPC, incluindo a tropomiosina 3, o sindecan 4, a ezrina e as repetições ricas em leucina e domínios semelhantes à imunoglobulina 3.

O RET (Rearranged during transfection) é um novo motor oncogénico localizado no cromossoma 10q11.2 e foi detectado em ~1,3 % dos casos de cancro do pulmão. O RET, um recetor tirosina quinase, está envolvido na proliferação celular, na navegação neuronal, na diferenciação celular e na migração celular. Os doentes com uma fusão RET são geralmente jovens, nunca fumadores, com metástases precoces nos gânglios linfáticos e com fraca diferenciação. As fusões RET ocorrem em doentes que não têm outros oncogenes comuns, como EGFR, K-RAS e ALK. Foram detectados no CPNPC quatro parceiros de fusão do RET, incluindo o membro da família da cinesina 5B, o membro da família da cinesina 33 que contém o motivo tripartido, o membro da família da bobina enrolada 6 que contém o domínio da bobina enrolada e o coactivador do recetor nuclear 4.

A proteína tumoral p53 (TP53) é um gene supressor de tumores situado no cromossoma 17p13 que codifica uma proteína que regula a divisão celular, o crescimento e a apoptose e inibe o desenvolvimento do cancro. Foi demonstrado que as mutações no gene TP53 ocorrem em 50% dos casos de cancro do pulmão de células não pequenas (NSCLC) e são mais prevalentes nos carcinomas de células escamosas do que nos adenocarcinomas entre os casos de NSCLC. Os doentes com cancro relacionado com o tabaco apresentam um risco mais elevado de mutações TP53 do que os doentes que nunca fumaram. As mutações TP53 têm sido associadas à exposição ao fumo ambiental do tabaco e a um historial de tabagismo.

MicroRNA no cancro do pulmão

Os microRNAs (miRNAs) são uma classe de pequenos produtos genéticos de RNA não codificante com um comprimento de cerca de 20-22 nucleótidos. A função dos miRNAs é regular a expressão genética; no entanto, desempenham um papel essencial no desenvolvimento do cancro nos seres humanos e são repetidamente expressos de forma anormal nos cancros.

Johnson *et al.* foram os primeiros a identificar um papel para a expressão de miRNA na regulação de genes associados ao cancro do pulmão. Demonstraram que os genes RAS humanos são regulados pelo let-7, uma família de miRNAs envolvida na calendarização do destino celular. Descobriram também que o let-7 está menos fortemente expresso no cancro do pulmão do que no tecido normal e que as proteínas RAS estão mais fortemente expressas no tecido tumoral do que no tecido normal adjacente. Os membros da família let-7 podem inibir a expressão de vários oncogenes, incluindo RAS, MYC e AT-Hook 2 (High Mobility Group). Estudos recentes demonstraram que o miRNA regula o EGFR no cancro do pulmão. Um inibidor de miR-128b aumentou a expressão de EGFR numa linha celular de NSCLC que expressa EGFR, e o tratamento com miméticos de miR-128b reduziu significativamente a expressão de EGFR. Além disso, a expressão de p53 foi associada à expressão de miR-34a, miR-34b e miR-34c no cancro do pulmão, sugerindo que o miR-34 regula a apoptose como alvo do p53.

Um único miRNA pode influenciar a expressão de vários mRNAs. A determinação das vias biológicas dos miRNAs ajuda a elucidar os mecanismos carcinogénicos e a melhorar os actuais procedimentos diagnósticos e terapêuticos.

O locus de suscetibilidade 15q24

Que factores genéticos específicos estão envolvidos no aumento do risco de cancro do pulmão? Nos últimos anos, três grupos independentes de cientistas internacionais identificaram uma região no cromossoma 15 que, quando sofre uma mutação, aumenta o risco de um fumador desenvolver cancro do pulmão em mais 30% a 80% (de modo que os fumadores que são portadores desta mutação têm um risco global de cancro do pulmão de cerca de 20% a 23%), dependendo de a pessoa ter uma ou duas cópias daquilo a que os investigadores chamam o locus de suscetibilidade 15q24 (Amos *et al*, 2008; Hung *et al,* 2008; Thorgeirsson, *et al*, 2008). Em geral, um locus de suscetibilidade é uma região num determinado cromossoma onde se suspeita, com base em dados estatísticos, de mutações que afectam um ou mais genes. Estas mutações podem estar localizadas em segmentos codificantes de um ou mais genes e, assim, afetar diretamente os produtos dos genes, ou podem encontrar-se em sequências que controlam a função dos genes (as chamadas regiões reguladoras).

No total, os três grupos de investigação que investigaram o locus de suscetibilidade 15q24 inquiriram mais de 35.000 pessoas na Europa, nos Estados Unidos e no Canadá. Os dados foram recolhidos junto de doentes com cancro do pulmão e de pessoas sem cancro do pulmão, bem como de fumadores e não fumadores. Os três grupos de investigação acabaram por se deparar com a mesma secção de ADN: o braço longo do cromossoma 15, uma região que codifica vários genes, incluindo alguns que codificam os receptores nicotínicos de acetilcolina. Estes receptores ligam-se à nicotina e aos derivados da nicotina e encontram-se em células do sistema nervoso, dos pulmões e de outras partes do corpo. Além disso, os três grupos de investigação utilizaram a mesma técnica básica para isolar esta secção do cromossoma 15: estudos de associação do genoma (GWAS).

Os cientistas utilizaram o GWAS para descobrir mais de 100 regiões do genoma que se sabe estarem associadas a várias doenças humanas bastante complexas (ou seja, complexas em termos do número de genes envolvidos e do grau de interação entre esses genes e o ambiente), incluindo a diabetes, as doenças cardíacas e os cancros da mama, colorrectal e da próstata. Nos três estudos sobre cancro do pulmão, os investigadores utilizaram o GWAS para analisar o genoma e encontraram associações entre polimorfismos de nucleótido único (SNP) e cancro do pulmão no cromossoma 15. Por outras palavras, os investigadores descobriram que determinados SNP eram mais comuns em pessoas com cancro do pulmão. (Os SNP são variações da sequência de ADN em que uma base nucleotídica é substituída por outra; os cientistas estimam que cerca de 90% de todas as variações genéticas humanas assumem a forma de SNP).

Num dos três estudos, os cientistas efectuaram a genotipagem de SNP em todo o genoma de 14 000 fumadores islandeses e investigaram a relação entre as variações de SNP e o cancro do pulmão e entre as variações de SNP e o número de cigarros fumados por dia. Estes estudos produziram dois resultados interessantes. Em primeiro lugar, os investigadores encontraram uma associação significativa entre as variações no locus 15q24 e o cancro do pulmão; em segundo lugar, encontraram uma correlação significativa entre as mesmas variações e o número médio de cigarros que uma pessoa fumava por dia. Esta segunda descoberta levou os investigadores a acreditar que existe uma base genética tanto para o cancro do pulmão como para a dependência da nicotina. Por outras palavras, de acordo com a interpretação dos investigadores, não só os genes ("natureza") desempenham um papel causal no cancro do pulmão, para além do importante papel causal que o tabagismo ("educação") tem desempenhado desde há muito, como também parecem ter algo a ver com a razão pela qual as pessoas se tornam dependentes do tabaco.

Os outros dois grupos de cientistas concordaram com algumas das conclusões do primeiro grupo; em particular, também concluíram que as variações do SNP estão correlacionadas com o risco de cancro do pulmão e que os fumadores com um determinado genótipo de SNP têm um risco significativamente mais elevado de cancro do pulmão do que as pessoas com outros genótipos. No entanto, estes dois grupos de cientistas chegaram a uma conclusão muito diferente da do primeiro grupo no que respeita à base genética da dependência do tabaco. Embora estes cientistas não tenham examinado o papel específico de qualquer um dos genes na região 15q24, argumentaram que as provas forneciam razões suficientes para suspeitar que os genes alterados em 15q24 desempenham muito provavelmente um papel causal direto no cancro do pulmão, interferindo com os receptores de acetilcolina da nicotina e estimulando o crescimento do tumor (em oposição a um papel causal indireto relacionado com a dependência da nicotina). Por exemplo, num estudo de laboratório que envolveu cerca de 12 000 pessoas de vários países da Europa Central, os cientistas encontraram uma associação fraca, mas ainda assim estatisticamente significativa, entre variações no 15q24 e o cancro do pulmão em não fumadores (Hung *et al.*, 2008). Os autores especularam que a presença desta associação *tanto* em não fumadores como em fumadores sugere que a ligação entre o gene e o cancro do pulmão é direta e tem pouco a ver com a dependência da nicotina. Se a ligação fosse mediada pela dependência da nicotina, afirmaram os cientistas, não teriam encontrado a ligação nos não fumadores. Os investigadores argumentaram ainda que a ausência de uma correlação entre os genes da região 15q24 e outros cancros relacionados com o tabagismo (por exemplo, o cancro da cabeça e do pescoço) também sugere que é pouco provável que o mecanismo esteja relacionado com a dependência da nicotina. Se fosse esse o caso, argumentam, também deveria haver um risco acrescido associado ao 15q24 para esses outros cancros.

O que é que o 15q24 tem a ver com um risco acrescido?

Ainda não se sabe se a ligação entre o locus de suscetibilidade 15q24 e o cancro do pulmão é direta (ou seja, existe um gene nesta região que causa o cancro do pulmão) ou indireta (ou seja, existe um gene nesta região que causa a dependência do tabaco, que por sua vez causa o cancro do pulmão). Até que os cientistas se concentrem efetivamente em genes específicos da região e investiguem se e como esses genes funcionam nas vias moleculares do recetor nicotínico (e outros), os autores destes estudos podem, na melhor das hipóteses, especular sobre a causalidade. No entanto, as conclusões contrastantes das diferentes equipas de investigação sublinham a importância de realizar estudos genéticos em grande escala que tenham também em conta factores ambientais, como o número de cigarros fumados por dia. Tal como descrito num comentário da revista Nature que acompanhou a publicação dos três estudos, a excitação com a procura de ligações entre SNPs e doenças em todo o genoma leva muitas vezes os cientistas a ignorar informações potencialmente valiosas que poderiam ajudar a desvendar alguns dos nós "natureza versus educação" que permeiam muitas das provas sobre doenças complexas como o cancro.

Nas palavras dos comentadores (Chanock & Hunter, 2008): Embora seja necessário fazer muito mais ciência para descobrir e compreender melhor qual o papel, se é que existe algum, que a dependência da nicotina e os receptores de nicotina desempenham no cancro do pulmão, pelo menos os organizadores destes estudos concordam que os fumadores que são portadores de um tipo específico de variação SNP no braço longo do cromossoma 15 correm, de facto, um risco mais elevado de cancro do pulmão. Os cientistas também concordam que o facto de o risco ser mais elevado para os portadores do locus de suscetibilidade genética não significa que os não portadores sejam imunes à doença. O tabagismo continua a ser a causa mais comum de cancro do pulmão nos seres humanos. Mesmo que um fumador tenha um resultado negativo para o locus de suscetibilidade 15q24, fumar pode prejudicar gravemente a sua saúde. Lembre-se que mesmo os fumadores sem este locus têm um risco dez vezes maior de desenvolver cancro do pulmão do que os não fumadores. Por outras palavras, todos os fumadores têm um risco de cancro do pulmão, mas alguns fumadores têm um risco mais elevado do que outros. Se todos os fumadores têm um risco de cancro do pulmão, porquê fazer o teste para o locus de suscetibilidade? Será que os fumadores que ignoram estas mensagens terão maior probabilidade de mudar os seus hábitos se souberem que o seu risco de cancro do pulmão é de 23% (se ambos os cromossomas tiverem o locus de suscetibilidade) em vez de 15% (se nenhum dos cromossomas o tiver)? É provável que este tipo de questões seja objeto de debate público nos próximos anos.

Cancro do pulmão familiar

O cancro familiar é caracterizado por mutações genéticas em dois ou mais parentes de primeiro grau diagnosticados com o mesmo tipo de cancro; esta condição é influenciada por uma predisposição hereditária, uma penetrância genética variável e factores ambientais. O cancro familiar deve-se a factores genéticos e ambientais comuns. Suspeita-se de uma predisposição hereditária, que se transmite através de várias gerações de uma família, em 10-15% dos casos de cancro. Os cancros da mama, do cólon, da bexiga e dos ovários estão frequentemente associados a uma predisposição hereditária. A maioria dos doentes com cancro não tem antecedentes familiares de cancro e as alterações genéticas são somáticas (apenas nas células cancerosas) e não específicas da linha germinal (variação hereditária na linha germinal). Cerca de 1-5% dos cancros humanos surgem devido a defeitos conhecidos da linha germinal. Em geral, todos os principais cancros hereditários diferem dos seus homólogos esporádicos em termos dos mecanismos fisiológicos e patológicos subjacentes. Os estudos de associação e de suscetibilidade ao nível do genoma são úteis para avaliar os riscos genéticos herdados em populações com caraterísticas únicas ou exposições ambientais, e a investigação sobre o cancro hereditário é atualmente considerada uma prioridade com implicações imediatas para a saúde. A descoberta de mutações predisponentes para os tumores e o desenvolvimento de testes genéticos adequados são cruciais para a identificação de indivíduos saudáveis em risco de contrair determinados cancros, que poderiam assim beneficiar de uma intervenção médica atempada. A identificação de mutações determinantes e o rastreio de mutações germinativas em populações de alto risco podem reduzir as taxas de mortalidade dos doentes com cancro. Os programas de vigilância intensiva, por exemplo, asseguram um diagnóstico precoce e a cirurgia preventiva pode reduzir a mortalidade relacionada com o cancro. Num estudo exaustivo, foram identificadas 54 síndromes de cancro hereditárias. A maioria destas síndromes de suscetibilidade ao cancro é autossómica dominante, incluindo o retinoblastoma (Rb), a síndrome de Li-Fraumeni, a neurofibromatose, a doença de von Hippel-Lindau (VHL), a polipose adenomatosa familiar e o cancro hereditário da mama e dos ovários. Determinadas mutações genéticas foram associadas a certos tipos de cancro hereditário; foram encontradas associações para Rb e o gene supressor de tumores Rb, para a síndrome de Li-Fraumeni e o gene supressor de tumores P53, para a doença de VHL e o gene supressor de tumores VHL, e para a polipose adenomatosa familiar e o gene supressor de tumores da polipose adenomatosa coli. As síndromes de cancro hereditárias também têm sido associadas a mutações oncogénicas. As formas hereditárias de cancro medular da tiroide desenvolvem-se devido a mutações hereditárias no oncogene RET; estes cancros são, por conseguinte, sensíveis ao inibidor da tirosina quinase RET, o vandetanib. Alguns cancros hereditários têm sido associados a mutações em múltiplos genes. A lista de genes que causam cancro da mama hereditário está a aumentar, sendo o cancro da mama 1 (BRCA1) e o BRCA2 os mais estudados. Os genes BRCA1 e BRCA2 desempenham um papel central no sistema de reparação do ADN através da recombinação homóloga e a sua ausência aumenta a sensibilidade das células a determinados agentes que danificam o ADN. Cerca de 15% dos casos de cancro do ovário são também causados pelas mutações hereditárias BRCA1 e BRCA2. Os cancros relacionados com BRCA1 e BRCA2 têm diferentes anomalias genéticas, sendo que ambos têm um número aumentado de aberrações cromossómicas grosseiras e um grau tumoral elevado. O cancro colorrectal familiar (CCR) desenvolve-se normalmente de forma precoce e quase todos os tumores são devidos ao CCR hereditário sem polipose. O CCR é causado por defeitos no sistema de reparação do ADN, normalmente devido a mutações germinativas nos genes Mut L homólogo 1, Mut S homólogo 2, segregação pós-meiótica aumentada 2 e Mut S homólogo 6. Além disso, foi observada uma elevada instabilidade de microssatélites em doentes com CCR. É cada vez mais reconhecido que os tumores hereditários têm caraterísticas bioclínicas diferentes e, por conseguinte, exigem estratégias de tratamento adaptadas. Dado o risco crescente de cancros familiares, a identificação dos genes responsáveis nas famílias é essencial. Estes estudos permitem a identificação de indivíduos e famílias com elevado risco de contrair um determinado cancro e a aplicação ativa de medidas preventivas. Os investigadores estão interessados em utilizar modelos de cancro familiar para identificar genes individuais e grupos de genes responsáveis pelo desenvolvimento do cancro, para identificar novos genes e biomarcadores associados ao cancro e para estimar o risco de cancro na população em geral. Os estudos sobre cancros familiares revelaram vários oncogenes importantes e genes supressores de tumores, incluindo BRCA1, BRCA2, Rb e VHL. Estas descobertas oferecem oportunidades de prevenção do cancro e de deteção precoce do cancro através de um rastreio baseado em provas.

Apresentam-se de seguida alguns relatos de casos de Timor-Leste. No primeiro caso, um homem de 17 anos apresentou-se no Hospital Nacional Guido Valadares, Díli, Timor-Leste, com história de tosse, hemoptise e perda de peso desde há vários meses. O doente não apresentava falta de ar, dor torácica, cefaleias, náuseas ou vómitos. Fumava em média um maço de cigarros por dia desde os 10 anos de idade. Não tinha antecedentes de tuberculose (TB) ou contacto com TB ou doenças infecciosas. Não havia antecedentes familiares de doença maligna. O estado geral do doente parecia ser moderado; no entanto, estava algo desnutrido e tinha desenvolvido uma febre baixa nos últimos dias. Foi-lhe diagnosticada uma pneumonia, tendo-lhe sido administrado antibiótico, mas não melhorou. Não foram registados sintomas respiratórios como dispneia e cianose. A região do pescoço não parecia aumentada e os gânglios linfáticos supraclaviculares eram normais. A palpação do tórax era clara e não se notava qualquer deformidade. O coração do indivíduo não estava aumentado e o seu ritmo e batimentos cardíacos eram normais. Não havia anomalias no abdómen ou nas extremidades.

Uma radiografia posterior e anterior do tórax mostrou uma opacidade multilobulada no lobo inferior esquerdo (não na zona da parede torácica). O hilar não estava aumentado de tamanho e o diafragma esquerdo estava elevado. Os restantes campos pulmonares estão limpos. Foi pedida uma tomografia computorizada (TC). A TAC do tórax revelou uma massa de 5x4x3 cm na periferia do lobo inferior esquerdo, sem destruição das costelas. Além disso, não foi detectada qualquer linfadenopatia mediastínica ou metástase pulmonar. A tomografia computorizada do cérebro era normal e não havia sinais de metástases. A ecografia abdominal (USG) e as cintigrafias ósseas também não apresentavam alterações. Os exames laboratoriais não revelaram quaisquer anomalias. Os testes serológicos para as infecções foram negativos.

Em devido tempo, foi decidido efetuar uma punção aspirativa transtorácica com agulha guiada por TAC. Os resultados citológicos revelaram a presença de um tumor maligno que se tinha formado a partir de estruturas glandulares no tecido epitelial (adenocarcinoma). Infelizmente, o teste de mutação do recetor do fator de crescimento epidérmico (EGFR) não foi realizado por falta de meios. Como resultado, o doente foi diagnosticado com adenocarcinoma do pulmão esquerdo, T2AN0M0 (estádio IB). O doente foi encaminhado com urgência para o cirurgião torácico para efetuar uma lobectomia inferior. Após a operação, o doente encontrava-se bem, mas infelizmente não compareceu para um exame de seguimento.

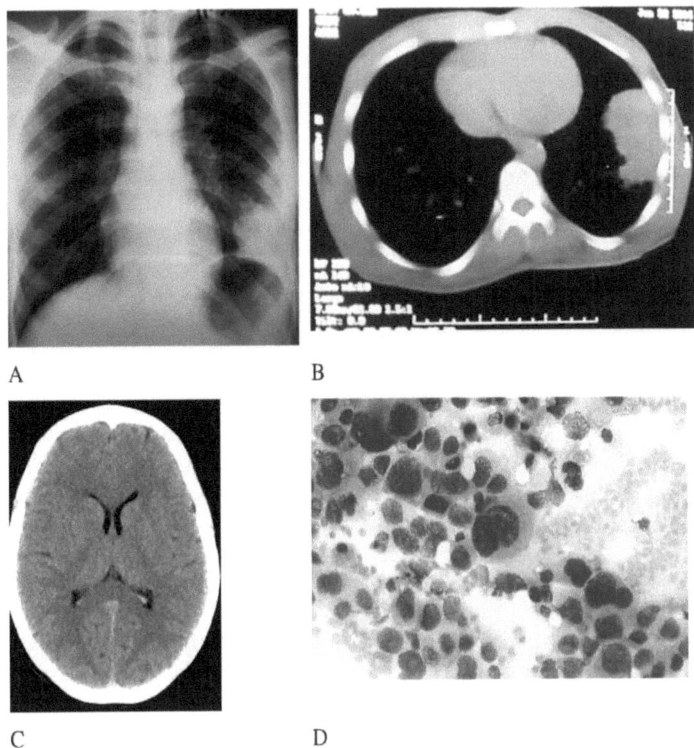

A B

C D

As imagens acima são de um homem de 17 anos a quem foi diagnosticado um adenocarcinoma. As descrições são as seguintes:

A. A radiografia póstero-anterior do tórax mostra uma opacidade multilobulada no lobo inferior esquerdo, que não é adjacente à parede torácica. O hilo não está aumentado e o diafragma esquerdo está elevado. Os restantes campos pulmonares estão limpos.

B. A tomografia computorizada do tórax revelou uma massa de 5x4x3 cm na periferia do lobo inferior esquerdo, que não é adjacente à parede torácica e cuja forma é especulativa. As costelas não estão destruídas e não se reconhece qualquer linfadenopatia mediastínica ou metástase pulmonar.

C. A TAC do cérebro é normal, não foram encontradas metástases.
D. A amostra citológica da punção aspirativa por agulha trans-torácica contém células malignas de um adenocarcinoma

O segundo caso: Um rapaz de 15 anos apresentou-se no Hospital Nacional Guido Valadares em Díli, Timor-Leste, onde sofria de tosse e perda de peso há vários meses. Sofre de falta de ar e dores no peito, mas não tem dores de cabeça, náuseas ou vómitos. Não tem antecedentes de consumo de tabaco e ninguém na sua família é fumador ou tem uma doença maligna. Não há antecedentes de contacto com tuberculose ou outras doenças infecciosas. O doente foi tratado com medicamentos anti-tuberculose durante um mês em clínicas rurais antes de ser admitido no hospital. Ao exame físico, apresenta-se em mau estado, desnutrido, com dispneia, sem cianose. O exame do tórax mostra uma protuberância, flebite, ausência de sons respiratórios e torpor pedregoso no lado esquerdo.

A radiografia do tórax mostra uma opacidade total do pulmão esquerdo, empurrando o coração para o lado contralateral. Foi tratado por pneumonia depois de uma radiografia do pulmão esquerdo ter mostrado uma opacidade total. Após 10 dias de antibioticoterapia, não houve melhoria clínica nem alterações na radiografia dos pulmões. Tórax

Foi efectuada uma centese e foram colhidos cerca de 500 mililitros de líquido com coloração serohemorrágica. A amostra foi enviada para o laboratório e os resultados revelaram que não foram encontradas células malignas. Não há aumento dos gânglios linfáticos cervicais ou supraclaviculares nem quaisquer anomalias no abdómen ou nas extremidades. A ecografia abdominal mostra uma ligeira hepatomegalia e esplenomegalia, mas não há evidência de metástases.

Não foi efectuada uma tomografia computorizada por razões técnicas. A radiografia do tórax não revela destruição das costelas, nem gânglios linfáticos mediastínicos ou metástases pulmonares. Os exames laboratoriais revelam uma anemia moderada, não há sinais de infeção aguda ou crónica e a serologia infecciosa foi negativa. Foi efectuada uma punção aspirativa transtorácica com agulha sob controlo ultrassonográfico do pulmão e os resultados citológicos revelaram um adenocarcinoma, subtipo carcinoma alveolar brônquico. Não foi possível efetuar o teste de mutação EGFR. O doente foi diagnosticado com adenocarcinoma primário do pulmão esquerdo, T4N?M1a, estádio IVa (derrame) PS 3. Foi encaminhado com urgência para o Hospital Sanglah em Bali, Indonésia, mas o voo foi cancelado na véspera devido a hipotensão e hipoxémia, tendo falecido de insuficiência respiratória no dia seguinte.

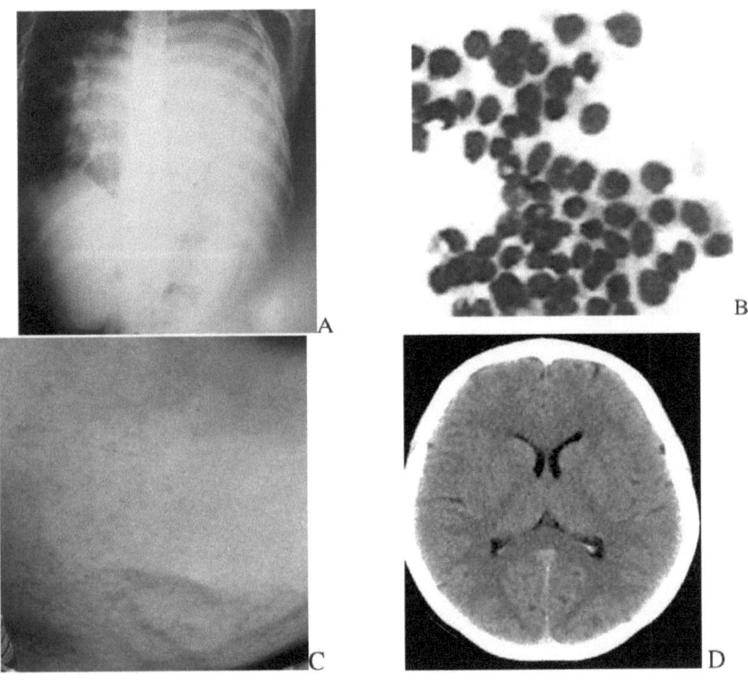

As imagens acima são de um homem de 15 anos a quem foi diagnosticado um adenocarcinoma. As descrições são as seguintes:

  A. As radiografias póstero-anteriores mostravam uma opacidade que ocupava toda a cavidade torácica esquerda e empurrava o coração contralateralmente.
  B. A amostra citológica de uma punção aspirativa transtorácica com agulha contém células malignas de um adenocarcinoma
  C. Protrusão do hemitórax esquerdo com formação de veias no lado esquerdo do tórax
  D. O cérebro está normal, não foram encontradas metástases.

O cancro do pulmão é a causa mais comum de morte relacionada com o cancro a nível mundial, sendo o cancro do pulmão de células não pequenas (CPNPC) responsável por 85% de todos os cancros do pulmão.[3] O adenocarcinoma do pulmão tem a maior incidência entre os doentes com cancro do pulmão, com uma incidência específica por sexo de aproximadamente 30% nos homens e 37% nas mulheres nos Estados Unidos.[4] Os factores de risco mais fortes para o cancro do pulmão são o consumo de tabaco e a idade. No entanto, o carcinoma pulmonar de pequenas células e o carcinoma de células escamosas estão mais fortemente associados ao consumo de tabaco do que o adenocarcinoma.[4] Nos países asiáticos, como a Tailândia e a Indonésia, o cancro do pulmão é raro em doentes com menos de 40 anos.[6]

O cancro do pulmão é a principal causa de morte relacionada com o cancro em todo o mundo, sendo o CPNPC responsável por 85% de todos os cancros do pulmão [2]. O adenocarcinoma do pulmão tem a incidência mais elevada entre os doentes com cancro do pulmão, com uma incidência específica por sexo de aproximadamente 30% nos homens e 37% nas mulheres nos Estados Unidos [3]. Os factores de risco mais fortes para o cancro do pulmão são o consumo de tabaco e a idade, estando o carcinoma do pulmão de pequenas células e o carcinoma de células escamosas mais fortemente associados ao consumo de tabaco do que o adenocarcinoma do pulmão [3].

Em doentes com menos de 25 anos de idade, o cancro do pulmão de células não pequenas é extremamente raro, com uma taxa de incidência de 0,3 por 100 000 [4] no período de 2002-2006. Os tipos mais comuns de cancro do pulmão neste grupo de doentes são o blastoma pleuropulmonar, os tumores de células germinativas (teratocarcinoma), os carcinóides e o cancro metastático de um tumor primário não pulmonar [5]. No CPNPC que ocorre em jovens, observa-se uma maior incidência de adenocarcinoma em doentes do sexo feminino e a maioria dos casos não tem antecedentes de consumo de tabaco [6]. Esta observação sugere que os factores genéticos podem desempenhar um papel mais importante no desenvolvimento do cancro nesta população de doentes. Sabe-se que os factores genéticos desempenham um papel no desenvolvimento do adenocarcinoma do pulmão e foi identificada uma agregação genética familiar do cancro do pulmão. Mutações genéticas comuns em

KRAS, EGFR e *TP53* estão associadas a um maior risco de desenvolvimento de adenocarcinoma do pulmão. Não conhecemos o estado do KRAS do tumor deste doente.

A sobrevivência neste grupo de doentes continua a ser muito diferente. Mizushima *et al.* não encontraram qualquer diferença na sobrevivência entre os doentes com adenocarcinoma do pulmão com menos e mais de 30 anos de idade [6]. Um estudo retrospetivo que comparou os doentes com menos de 50 anos de idade com os doentes com mais de 50 anos de idade também não encontrou qualquer diferença na sobrevivência ou no tempo até à progressão da doença [9]. Em contrapartida, dois outros estudos concluíram que os doentes jovens com adenocarcinoma do pulmão têm um pior prognóstico do que os mais velhos [10].

Devido ao pequeno número de casos, existem poucos dados disponíveis para avaliar a eficácia do tratamento do cancro do pulmão em doentes com menos de 25 anos de idade. Foram testadas e comparadas modalidades combinadas de quimiorradiação e ressecção cirúrgica. Bourke *et al.* estudaram o cancro do pulmão em doentes com menos de 45 anos de idade e compararam-nos com doentes com mais de 45 anos de idade em três localizações geográficas diferentes [11]. Neste estudo, verificou-se que o estadiamento do cancro do pulmão era o fator que mais influenciava a sobrevivência em doentes com menos de 45 anos de idade [11].

O tipo de cancro mais frequente nos doentes adolescentes é o blastoma pleural do pulmão, os tumores das células germinativas (teratocarcinoma), os carcinóides e o cancro metastático que não tem origem primária no pulmão, nomeadamente os tumores do mediastino.[7] Os dados do Dharmais Cancer Hospital e do Persahabatan Hospital em Jacarta mostram que apenas 5,9-15 doentes têm menos de 40 anos. Na Índia, 40% dos doentes têm menos de 50 anos e apenas 11% têm menos de 40 anos.[8] O estudo PIONEER, um estudo epidemiológico asiático sobre a histologia do adenocarcinoma, refere que a idade média dos doentes com adenocarcinoma é de 60 anos, sendo que os doentes mais jovens têm cerca de 17 anos.[9] No seu estudo de coorte retrospetivo e prospetivo, Elhidsi et al. referiram 218 doentes indonésios com adenocarcinoma do pulmão, 65 dos quais eram doentes jovens. A maioria dos doentes jovens era do sexo masculino (41,7%) e fumadores (33,37%).[10] No que respeita ao CPNPC que ocorre em jovens, observa-se uma maior incidência de adenocarcinoma em doentes do sexo feminino e, na maioria destes casos, não há história de consumo de tabaco.[11]

Os cancros podem ser causados por alterações do ADN que activam oncogenes ou desligam genes supressores de tumores. As mutações genéticas associadas ao cancro do pulmão são normalmente adquiridas ao longo da vida e não são herdadas. As mutações adquiridas nas células pulmonares resultam frequentemente da exposição a factores ambientais, como os químicos carcinogénicos presentes no fumo do tabaco. No entanto, algumas alterações genéticas também podem ser simplesmente acontecimentos aleatórios que, por vezes, ocorrem dentro de uma célula sem qualquer causa externa. Pensa-se que as alterações adquiridas em determinados genes, como os genes supressores de tumores *TP53* ou *p16* e os oncogenes *K-RAS* ou *ALK*, desempenham um papel importante no desenvolvimento do cancro do pulmão de células não pequenas. As alterações nestes e noutros genes podem também levar a que alguns carcinomas do pulmão cresçam e se espalhem mais cedo do que outros. Nem todos os cancros do pulmão têm as mesmas alterações genéticas, pelo que existem, sem dúvida, alterações noutros genes que ainda não foram descobertas.[16,17]

O primeiro doente de interesse neste relatório é um adolescente do sexo masculino (17 anos) com uma história de 7 anos de consumo de tabaco desde os 10 anos de idade. Não conhecemos o estado do EGFR ou do KRAS do tumor deste doente, uma vez que estes testes ainda não podem ser realizados no nosso hospital. Elhidsi et al. também referem que a mutação do EGFR é maior nos doentes mais jovens do que nos mais velhos (70,8% vs 51,6%; p=0,007).Consideramos que o consumo de cigarros desde uma idade muito jovem é o principal fator de risco neste incidente e, portanto, pode ter desempenhado um papel mais importante no desenvolvimento do cancro no nosso doente, em combinação com alterações genéticas adquiridas devido à exposição ao consumo de tabaco, embora tenham sido publicados poucos estudos sobre as caraterísticas clínicas e mutações genéticas em doentes com cancro do pulmão com idade igual ou inferior a 30 anos. Existe uma tendência para o aumento da morbilidade nos doentes jovens, pelo que é urgente estudar este subgrupo de doentes. Uma vez que o tumor deste doente está localizado na periferia, não nos é muito difícil efetuar uma biopsia com uma aspiração por agulha fina para retirar tecido da parede torácica. É muito provável que tivesse sido muito difícil confirmar o tumor por broncoscopia. Como não havia evidência clínica de metástases no cérebro, ossos ou outros órgãos, diagnosticámos o doente com adenocarcinoma do pulmão esquerdo em estádio IB (T2AN0M0) e recomendámos a cirurgia.

O segundo doente, de 15 anos de idade e não fumador, tem um tumor sólido de grandes dimensões, que cresce muito rapidamente e que quase ultrapassa a cavidade torácica, o que facilita a aspiração transtorácica com agulha para biópsia. Não conhecemos o estatuto de EGFR ou KRAS do tumor deste doente, uma vez que estes testes ainda não podem ser efectuados no nosso hospital. Elhidsi et al. referem que as mutações EGFR são mais comuns em doentes mais jovens do que em doentes mais velhos (70,8% versus 51,6%; p=0,007). Neste caso, partimos do princípio de que as alterações genéticas primárias devidas a mutações genéticas desempenham um papel importante. Um estudo concluiu que foram encontradas frequências mais elevadas de mutações genéticas nestes doentes muito jovens com cancro do pulmão. A fusão do gene EML4-ALK foi a mutação mais comum. Este estudo indica que é muito importante reconhecer as mutações genéticas nos doentes jovens e que isso ajudará a determinar a terapêutica adequada. Tanto quanto sabemos, nenhum estudo descreveu as caraterísticas das mutações genéticas do cancro do pulmão em doentes com idade igual ou inferior a 30 anos, tendo este estudo preenchido esta lacuna. No entanto, o estudo tem várias limitações. Em primeiro lugar, o estudo utilizou um desenho retrospetivo. Em segundo lugar, o tamanho da amostra era pequeno. Em terceiro lugar, apenas um pequeno número de doentes recebeu a terapêutica direcionada. São necessários mais estudos prospectivos para determinar as alterações genéticas e as estratégias terapêuticas neste subgrupo de doentes.[19]

Caraterísticas do cancro do pulmão em adultos jovens

Aqui também resumimos algumas outras caraterísticas do estudo de 41 doentes com cancro do pulmão, que são apresentadas na tabela. A idade dos doentes com cancro do pulmão estudados variava entre os 17 e os 30 anos, com uma média de 26,4±3,5 anos. Em toda a coorte, 23 (56,1 %) casos eram do sexo masculino e 18 (43,9 %) do sexo feminino. Apenas cinco doentes (12,2%) referiram ter fumado no passado e apenas um doente tinha antecedentes familiares de cancro do pulmão. A tosse foi o primeiro sintoma mais comum, ocorrendo em 25 doentes (61,0%), seguida de aperto no peito/dispneia (24,4%), dor torácica (21,9%) e dor óssea/muscular (17,1%). 12 doentes (29,3%) eram assintomáticos com achados radiológicos torácicos anormais. Em termos de estádio da doença, 22 (56,3%) doentes com CPNPC tinham um estádio tumoral avançado (IIIb + IV) na apresentação e dois doentes com cancro do pulmão de pequenas células (CPPC) tinham doença extensa.[19]

Tabla 1 Caraterísticas clínicas de 41 doentes.[19]

Tabla 1 Caraterísticas clínicas de 41 doentes.19

Clinical characteristics	No.	(%)
Mean age, years (range) 26.4±3.5		
Sex		
Male	23	56.1
Female	18	43.9
Smoking		
Non-smoker	36	87.8
Current or ex-smoker	5	12.2
Symptoms present		
Cough	25	61.0
Chest tightness/dyspnea	10	24.4

Clinical characteristics	No.	(%)
Chest pain	9	22.0
Hemoptysis	5	12.2
Bone/muscle pain	7	17.1
Fever	6	14.6
No symptom	12	29.3
Family history	12.4	
NSCLC TNM stage		
I	6	15.3
II	6	15.3
IIIa	5	12.8
IIIb	2	5.1
IV	20	51.2
SCLC stage		
Extensive	2	
Limited	0	

Radiological characteristics of 41 patients

Major Radiographic Findings	No. of patients	%
Mass	19	46.3
Nodule	19	46.3
Multiple peripheral shadows	13	31.7

Major Radiographic Findings	No. of patients	%
Lymphadenopathy	27	65.9
Segmental/lobar atelectasis	4	9.8
Pleural effusion	6	14.6
Pericardial fluid	2	4.9

Pathological type of 41 patients.

Pathological type	Male N	Male %	Female N	Female %
Adenocarcinoma	18	43.9	14	34.1
Neuroendocrine carcinoma	1	2.4	2	4.8
SCLC		24.9	0	0.0
Undifferentiated NSCLC	1	2.4	1	2.4
Squamous cell carcinoma		00.0	1	2.4
Mucoepidermoid carcinoma	1	2.4	0	0.0

Perfil molecular do cancro do pulmão

Tradicionalmente, as decisões de tratamento eram tomadas de forma empírica e com base na histologia do tumor. A quimioterapia à base de platina continua a ser a pedra angular do tratamento. No entanto, as taxas de sobrevivência continuam a ser baixas. São necessárias novas terapêuticas e estratégias de tratamento. O cancro do pulmão pode ser dividido em dois tipos histológicos principais: o cancro do pulmão de células não pequenas (CPNPC) e o cancro do pulmão de células pequenas (CPPC).

Uma melhor compreensão da patobiologia do cancro do pulmão de células não pequenas (CPNPC) levou ao desenvolvimento de pequenas moléculas que visam mutações genéticas conhecidas por desempenharem um papel crítico na progressão da doença para metástases. As mutações no recetor do fator de crescimento epidérmico (*EGFR*), no *KRAS* e na quinase do linfoma anaplásico (*ALK*) são mutuamente exclusivas em doentes com CPNPC, e a presença de uma mutação em vez de outra pode influenciar a resposta à terapêutica dirigida. Ao longo da última década, tornou-se evidente que os subgrupos de CPNPC podem ser definidos a nível molecular por <u>mutações</u> "driver" recorrentes que ocorrem em vários <u>oncogenes</u>, incluindo <u>AKT1</u>, <u>ALK</u>, <u>BRAF</u>, <u>EGFR</u>, <u>HER2</u>, <u>KRAS</u>, <u>MEK1</u>, <u>MET</u>, <u>NRAS</u>, <u>PIK3CA</u>, <u>RET</u> e <u>ROS1</u> (Quadro 1). Outro gene de cinase alterado é o *MET*. As mutações "driver" levam à ativação constitutiva de proteínas de sinalização mutadas que desencadeiam e mantêm o desenvolvimento do tumor. Estas mutações raramente são encontradas em simultâneo num mesmo tumor. As mutações podem ser encontradas em todas as histologias de cancro do pulmão de células não pequenas (incluindo o adenocarcinoma, o carcinoma de células escamosas (CEC) e o carcinoma de células grandes) e em fumadores actuais, antigos e nunca fumadores (definidos como indivíduos que fumaram menos de 100 cigarros durante a vida). Os doentes com adenocarcinoma que nunca fumaram têm a maior incidência de mutações EGFR, <u>HER2</u>, ALK, <u>RET</u> e ROS1. É importante notar que estão atualmente disponíveis ou a ser desenvolvidos inibidores de pequenas moléculas direcionados para subgrupos específicos de doentes com cancro do pulmão definidos molecularmente.

No passado, os esforços para caraterizar a base molecular do CEC do pulmão ficaram aquém dos do adenocarcinoma do pulmão. Muitas das <u>mutações</u> "driver" encontradas no adenocarcinoma do pulmão são raramente encontradas no CEC do pulmão. Além disso, os agentes mais recentes, como o bevacizumab (Avastin) e o pemetrexed (Alimta), não estão aprovados para o CEC ou são menos eficazes <u>(Sandler et al. 2006</u>; <u>Scagliotti et al. 2008)</u>. Assim, os doentes com CEC metastático têm menos opções de tratamento do que os doentes com CPNPC não escamoso. No entanto, apesar destas advertências, estão a surgir mutações "impulsionadoras" que podem estar associadas aos resultados das terapias direcionadas para o CEC. Os genes alterados incluem <u>o FGFR1</u> e o DDR2, bem como o PIK3CA. Além disso, os resultados de um grande estudo genómico recente do CEC do pulmão revelaram uma série de potenciais alvos terapêuticos que ainda têm de ser validados *em ensaios clínicos prospectivos <u>(Hammerman et al. 2012)</u>*.

O texto que se segue tem como objetivo fornecer uma visão geral de alguns dos oncogenes que se sabe serem importantes na patogénese do cancro do pulmão. Sempre que possível, a presença de uma determinada mutação será correlacionada com parâmetros clínicos e com a resposta à quimioterapia convencional e a agentes específicos. Atualmente, apenas são apresentados dados sobre o tratamento da doença avançada (estádio IIIB/IV).

Gene	Alteration	Frequency in NSCLC
AKT1	Mutation	1%
ALK	Rearrangement	3–7%
BRAF	Mutation	1–3%
DDR2	Mutation	~4%
EGFR	Mutation	10–35%
FGFR1	Amplification	20%
HER2	Mutation	2–4%
KRAS	Mutation	15–25%
MEK1	Mutation	1%
MET[a]	Amplification	2–4%
NRAS	Mutation	1%
PIK3CA	Mutation	1–3%
PTEN	Mutation	4–8%
RET	Rearrangement	1%
ROS1[a]	Rearrangement	1%

Observação:

Medicamentos aprovados para NSCLC.

Medicamentos autorizados para NSCLC, mas para outros subtipos moleculares.

Medicamentos autorizados para outros tipos de cancro.

Medicamentos em desenvolvimento clínico

Em doentes com menos de 25 anos de idade, o cancro do pulmão de células não pequenas é extremamente raro, com uma taxa de incidência de 0,3 por

100 0004 no período de 2002-2006. Os tipos mais comuns de cancro do pulmão neste grupo de doentes são o blastoma pleuropulmonar, os tumores de células germinativas (teratocarcinoma), os carcinóides e o cancro metastático de um tumor primário não pulmonar 5. No CPNPC que ocorre em jovens, observa-se uma maior incidência de adenocarcinoma em doentes do sexo feminino e a maioria dos casos não tem antecedentes de consumo de tabaco 6. Esta observação sugere que os factores genéticos podem desempenhar um papel mais importante no desenvolvimento do cancro nesta população de doentes. Sabe-se que os factores genéticos desempenham um papel no desenvolvimento do adenocarcinoma do pulmão e foi identificada uma agregação genética familiar do cancro do pulmão. Mutações genéticas comuns no *KRAS, EGFR* e *TP53* têm sido associadas a um maior risco de desenvolvimento de adenocarcinoma do pulmão. Não conhecemos o estado do KRAS do tumor deste doente.

A sobrevivência neste grupo de doentes continua a ser muito diferente. Mizushima *et al.* não encontraram qualquer diferença na sobrevivência entre os doentes com adenocarcinoma do pulmão com menos e mais de 30 anos de idade 6. Um estudo retrospetivo que comparou os doentes com menos de 50 anos de idade com os doentes com mais de 50 anos de idade também não encontrou qualquer diferença na sobrevivência ou no tempo até à progressão da doença 9. Em contrapartida, dois outros estudos encontraram um pior prognóstico para os doentes jovens com adenocarcinoma do pulmão do que para os mais velhos.

Devido à falta de casos, os dados que avaliam a eficácia do tratamento do cancro do pulmão em doentes com menos de 25 anos de idade são limitados. Foram testadas e comparadas modalidades combinadas de ressecção cirúrgica. Bourke *et al.* estudaram o cancro do pulmão em doentes com menos de 45 anos de idade e compararam-nos com doentes com mais de 45 anos de idade em três localizações geográficas diferentes. Neste estudo, verificou-se que o estadiamento do cancro do pulmão era o fator mais preditivo da sobrevivência em doentes com menos de 45 anos.

Um estudo retrospetivo que comparou doentes com menos de 50 anos com doentes com mais de 50 anos também não encontrou diferenças nas taxas de sobrevivência ou na progressão da doença.[12] Nieder C et al. verificaram nos seus estudos que os doentes jovens com adenocarcinoma do pulmão têm um pior prognóstico do que os doentes mais velhos.[13] A sobrevivência global em doentes jovens indonésios com mutação do EGFR tratados com um inibidor da tirosina quinase foi de 652 dias (590-713 dias; IC 95%) e em doentes jovens com mutação do tipo selvagem tratados com quimioterapia convencional foi de 515 dias (487-542 dias).[10] Não foram observadas diferenças na sobrevivência livre de doença a 5 anos entre a segmentectomia e a lobectomia (70% vs. 71%; p=0,467).[14] Devido à elevada taxa de mortalidade nos adolescentes com menos de 20 anos de idade, os dados que avaliam a eficácia do tratamento do cancro do pulmão neste grupo etário são limitados.[16] Bourke et al. estudaram o cancro do pulmão em doentes com menos de 45 anos de idade e compararam-nos com doentes com mais de 45 anos de idade em três localizações geográficas diferentes. O mesmo estudo referiu que o estadiamento do cancro do pulmão é o fator mais crítico para a sobrevivência em doentes com menos de 45 anos de idade.[17]

O prognóstico após uma lobectomia depende de muitos factores diferentes. Alguns deles incluem o estádio do cancro do pulmão, ou seja, até que ponto o cancro se espalhou, bem como o estado geral de saúde e se existem outros problemas pulmonares para além do cancro do pulmão. A mortalidade geral (risco de morte) é inferior a 3 por cento, mas muitas pessoas têm complicações temporárias, como uma fuga de ar. Se uma lobectomia for realizada com sucesso para o cancro do pulmão em fase inicial, oferece a possibilidade de sobrevivência a longo prazo sem recorrência do cancro.[18]

O CPNPC metastático é raro em doentes com menos de 25 anos de idade. Os tumores malignos adicionais que devem ser considerados em massas torácicas neste grupo etário incluem tumores de células germinativas (teratocarcinoma), linfomas, carcinóides e metástases de um tumor primário não pulmonar. O prognóstico do cancro do pulmão de células não pequenas com metástases em doentes jovens continua a ser mau. São urgentemente necessários mais ensaios clínicos para investigar este grupo de doentes com NSCLC metastático. Os estudos de sobrevivência global variam, com alguns a mostrarem uma sobrevivência melhor e outros pior do que nos doentes mais velhos. Em geral, os doentes mais jovens parecem ter melhores resultados do que os doentes mais velhos em estudos recentes, apesar de o diagnóstico ser feito numa fase mais tardia.

O mapeamento do genoma do cancro do pulmão é um passo importante para a compreensão da patogénese do cancro do pulmão. As análises de todo o genoma do cancro identificaram numerosos novos genes candidatos. No entanto, são necessários esforços de colaboração em grande escala para identificar novas variantes e melhorar a compreensão das variantes já conhecidas. A sequenciação do genoma completo do cancro do pulmão familiar constitui uma oportunidade para tal. O cancro do pulmão é o cancro fatal mais comum em todo o mundo. Os factores ambientais, como o tabagismo, o tabagismo passivo e a poluição do ar interior e exterior, são as principais causas do cancro do pulmão, embora seja provável que os factores genéticos também contribuam para o desenvolvimento do cancro do pulmão. Numerosos estudos demonstraram que a predisposição genética de uma pessoa está ligada à suscetibilidade ao cancro do pulmão. O agrupamento familiar (ou ocorrência) de cancro do pulmão pode ser causado por exposições ambientais partilhadas, por uma suscetibilidade hereditária ou por uma combinação de ambos. O cancro do pulmão familiar é um bom modelo para estudar a relação entre os factores ambientais e genéticos e para identificar os genes do cancro do pulmão. Os estudos sobre o cancro do pulmão familiar podem ajudar a elucidar a etiologia e os mecanismos do cancro do pulmão e a identificar novos biomarcadores para a deteção e o diagnóstico precoces, terapias orientadas e melhores medidas de prevenção. Estes esforços fazem parte dos conceitos fundamentais da "medicina de precisão". Embora tenham sido realizados vários estudos sobre o cancro do pulmão familiar, apenas alguns genes foram identificados em doentes com uma história familiar de cancro do pulmão. A investigação sobre o cancro do pulmão familiar será um enorme esforço. Em geral, devem ser realizados estudos moleculares e do genoma completo do cancro do pulmão familiar para identificar os genes responsáveis pelo cancro do pulmão, especialmente o cancro do pulmão em adultos jovens. O principal objetivo do estudo do pulmão jovem é obter informações sobre a biologia do cancro do pulmão para facilitar a identificação de novos subtipos de cancro do pulmão enriquecidos com gnomas e acelerar a aplicação de terapias orientadas para um tratamento mais eficaz. Esperamos que os estudos constituam o primeiro passo para uma compreensão mais aprofundada dos factores de risco hereditários e ambientais do cancro do pulmão e salientem a importância de uma abordagem personalizada do tratamento dos doentes.[21]

Cancro do pulmão e opções de tratamento

Ao longo da última década, foram desenvolvidas novas abordagens interessantes para tratamentos personalizados (ou "estratificados") para pessoas com cancro do pulmão, em particular para os jovens que sofrem de cancro do pulmão. Atualmente, a maioria dos doentes continua a ser tratada com quimioterapia - mas a maior parte destes doentes, muitos dos quais não respondem, têm falhas genéticas subjacentes que impulsionam o seu cancro e que os tornam bons candidatos a novos medicamentos direcionados que já estão a ser utilizados contra outros cancros. O grande desafio atual é identificar com precisão estes defeitos genéticos subjacentes para que a nova terapia dirigida possa ser personalizada para o doente. Além disso, é necessário resolver os problemas logísticos do desenvolvimento de laboratórios que possam oferecer os testes de diagnóstico numa base alargada. Um exemplo do sucesso desta abordagem são os tratamentos que visam uma proteína chamada EGFR - por exemplo, o erlotinib, o gefitinib e o cetuximab - que revolucionaram a terapia do cancro do pulmão. Os médicos que tratam os doentes cujo cancro é adequado para estes medicamentos assistiram a uma mudança completa na forma como gerem a sua doença.

E, no ano passado, foram publicados os resultados do primeiro ensaio clínico aleatório de um novo medicamento contra o cancro do pulmão chamado crizotinib, que tem como alvo uma proteína defeituosa chamada EML4-ALK. Em comparação com a quimioterapia padrão, o crizotinib é muito mais eficaz e tem muito menos efeitos secundários para as pessoas cujos cancros têm este defeito específico.

Por último, a recente sequenciação da paisagem genética do cancro do pulmão abriu ainda mais vias potenciais para combater a doença. Com o desenvolvimento de medicamentos específicos ainda mais recentes ou a investigação do potencial de medicamentos utilizados para tratar outros cancros ou doenças com base na genética subjacente. Isto pode mesmo levar a reconsiderar medicamentos que tenham sido previamente testados em doentes com cancro do pulmão como um todo e que não tenham mostrado bons resultados - mas que poderiam, na verdade, ser muito benéficos num subconjunto selecionado de doentes.

Deteção precoce

Por último, estas novas abordagens poderiam mesmo ter um impacto mais amplo, sendo utilizadas para detetar o cancro do pulmão numa fase mais precoce, como as biópsias líquidas, especialmente a análise do ADN tumoral circulante (ADNc), como um método novo e não invasivo para o diagnóstico e a monitorização do cancro do pulmão de células não pequenas (CPNPC), que já estão a ser utilizadas no contexto clínico, e também a utilização da TAC de baixa dose para o rastreio do cancro do pulmão.Um outro estudo do National Lung Screening Trial (NLST) demonstrou que o rastreio com TC de baixa dosagem reduziu em 20% o risco de morte por cancro do pulmão em pessoas com idades compreendidas entre os 55 e os 74 anos que tinham fumado pelo menos 30 anos-maço e que eram fumadores actuais ou antigos fumadores que tinham deixado de fumar nos últimos 15 anos.

A maioria das diretrizes recomenda que se ofereça o rastreio com TC de baixa dose a fumadores e ex-fumadores de alto risco, envolvendo-os num processo de tomada de decisão partilhada e informada, para que possam pesar os prós e os contras e tomar uma decisão individual. Algumas preocupações sobre este método sugerem que o equilíbrio favorável entre os benefícios e os danos do rastreio observado em condições idealizadas pode ser difícil de alcançar quando o rastreio do cancro do pulmão é introduzido em diferentes práticas clínicas.

Outro método promissor é a proteína libertadora de tumores (TLP), uma proteína que pode ser utilizada para detetar o desenvolvimento precoce de um tumor. A TLP não só é produzida no tumor, como também é libertada no sangue quando um doente começa a produzir células cancerígenas, o que, por sua vez, permite ao médico intervir numa fase em que o cancro é operável. Os estudos disponíveis até à data sobre marcadores tumorais em doentes com cancro do pulmão incluem CEA, NSE, TPA, cromogranina, CA125, CA19-9 e Cyfra 21-1.

Alguns estudos mostraram também que a avaliação da expressão de microRNA (miRNA) em células mononucleares circulantes do sangue periférico (PBMC) ou em amostras de expetoração pode contribuir para o diagnóstico do cancro do pulmão e para a deteção precoce do cancro do pulmão.

Atualmente, os doentes com cancro do pulmão só são normalmente tratados quando o cancro já se encontra numa fase avançada, pois é nessa altura que apresentam os primeiros sintomas. Infelizmente, nesta altura, a cirurgia ou a radioterapia já não são opções viáveis.

Mas algumas abordagens que estão a ser desenvolvidas para monitorizar a doença podem também ser adaptadas para rastrear o cancro do pulmão. Se for criado um perfil genético específico para as células cancerígenas do pulmão que possa ser utilizado para detetar o cancro precocemente, existe também uma forma potencialmente barata e fácil de rastrear as pessoas. Para dar um bom exemplo de como isto pode ser utilizado, imagine-se um doente que tenha fumado durante 40 anos. Se uma análise ao sangue identificar uma anomalia num gene chamado *KRAS* (uma anomalia genética comum no cancro do pulmão), esta seria uma base muito boa para uma investigação mais aprofundada com exames médicos para procurar tumores precoces. Se os médicos conseguirem detetar o cancro do pulmão mais cedo, poderão melhorar significativamente as taxas de sobrevivência e curar mais doentes.

Olhando para o futuro, é claro que, após muitas décadas de frustração, a investigação do cancro do pulmão tem um futuro brilhante pela frente - no tratamento e nos cuidados, bem como na deteção precoce dos doentes - e a oportunidade de fazer progressos significativos nos próximos anos.

TODOS os doentes com cancro do pulmão deveriam ser submetidos a testes moleculares dos seus tumores, o que está a ser confirmado com resultados empolgantes, e adaptar o seu tratamento às alterações genómicas específicas, em vez de adoptarem simplesmente uma abordagem única para todos. Os estudos mais recentes sobre o pulmão esperam ajudar-nos a comprovar a nossa hipótese e, potencialmente, fornecer informações sobre os factores genéticos que podem contribuir para que uma pessoa tenha estas alterações genómicas, realçar a importância da genética no risco de cancro do pulmão e mostrar a importância de adaptar o tratamento para a sobrevivência dos doentes. Toda a gente merece um futuro. Para os jovens com cancro do pulmão, esse futuro está comprometido porque a maioria dos médicos assume frequentemente que estes doentes não correm o risco de contrair a doença. Quando apresentam sintomas, são tratados para outras doenças. Este atraso no tratamento pode ter consequências desastrosas. Os factores de risco que contribuem para que os doentes mais jovens desenvolvam cancro do pulmão são ainda relativamente desconhecidos. Os doentes com cancro do pulmão com menos de 45 anos de idade podem ter um prognóstico significativamente pior do que os doentes mais velhos. Os sintomas, o método de diagnóstico, a histologia, o tabagismo, a modalidade de tratamento e o índice de massa corporal podem ser factores de prognóstico independentes para o cancro do pulmão.

Fim das observações

A idade adulta jovem é uma altura em que a maioria das pessoas se concentra na sua educação, na sua carreira, na sua parceria e na constituição de uma família. No entanto, um jovem adulto a quem foi diagnosticado um cancro pode sentir que a sua vida se desmoronou. Podem surgir novas questões, como, por exemplo, onde obter os melhores cuidados médicos ou como pagar os custos do tratamento. Embora o cancro do pulmão seja o principal tipo de cancro, um diagnóstico de cancro não tem de o impedir de viver uma vida plena, embora possa haver um período de adaptação em que os jovens adiam os seus objectivos de vida.

É importante mostrar aos jovens adultos que não estão sozinhos, porque toda a gente, independentemente da idade, sofre muitas vezes com o estigma da doença. Se a um jovem adulto for diagnosticada uma leucemia ou um cancro da mama, por exemplo, pense nos primeiros comentários que alguém poderá fazer. Em vez disso, pense nas primeiras palavras que os jovens com cancro do pulmão ouvem frequentemente quando se encontram com amigos e conhecidos: "Há quanto tempo fumas?" Isto não só é emocionalmente doloroso para os jovens que se sentem isolados com o diagnóstico, como também são frequentemente "culpados" pela sua doença, quer tenham ou não fumado. Uma jovem amiga minha teve uma boa resposta quando a apresentei a alguém que fez esta pergunta. Os cuidados oncológicos oferecem serviços de apoio, como aconselhamento gratuito, grupos de apoio (presenciais e em linha), apoio financeiro e seminários educativos acessíveis aos doentes, que podem ser muito úteis.

Desafios no tratamento do cancro do pulmão

Para encontrar terapias específicas mais eficazes, é necessário ultrapassar outros obstáculos. Antes de mais, é necessário encontrar formas de combater a resistência aos medicamentos. Mesmo com os melhores tratamentos, o maior problema é que os doentes que inicialmente respondem bem acabam por desenvolver resistência a esses medicamentos. Se quisermos curar as pessoas com cancro do pulmão, temos de encontrar uma forma de ultrapassar a resistência aos medicamentos e manter o cancro em remissão. Existem métodos muito robustos para estudar a biologia da resistência aos medicamentos em laboratório. Estes métodos imitam quase exatamente o que se passa nos doentes e dão aos cientistas as ferramentas científicas de que necessitam para se familiarizarem com o problema. Um problema que surgiu foi o facto de não haver apenas uma solução para um determinado medicamento. Um cancro pode tornar-se resistente de diferentes formas e, atualmente, os cientistas não podem dizer qual o caminho que o cancro de um doente irá seguir. Para piorar a situação, diferentes células cancerígenas dentro do tumor de uma pessoa podem seguir diferentes caminhos para a resistência. Isto significa que pode haver diferentes grupos de células em diferentes partes do pulmão que adquiriram diferentes defeitos genéticos que lhes permitem continuar a crescer apesar do tratamento continuado.

Consequentemente, o tratamento de células que seguiram um caminho de resistência só pode matar uma pequena parte do cancro, enquanto o resto da doença continua a crescer. Por isso, os cientistas estão a procurar formas de combater todas as células resistentes ao mesmo tempo, apesar das diferentes vias que causam a sua resistência.

Existe também o problema físico de detetar os erros genéticos que causam e conduzem à resistência no cancro do pulmão. A tecnologia para mapear os erros no ADN está prontamente disponível e é fácil de utilizar, pelo que, em teoria, é simples fazer corresponder as terapias direcionadas ao doente certo. Na prática, porém, não é assim tão simples. Como é óbvio, o cancro do pulmão desenvolve-se nos pulmões, mas é extremamente difícil para os cirurgiões aceder a estes tumores e recolher amostras (biópsias).

A situação torna-se ainda mais problemática quando as pessoas se tornam resistentes à medicação. Podem ser levados de novo para a sala de operações para recolher mais amostras? Nesta altura, os doentes estão normalmente piores e menos capazes de lidar com os efeitos da operação. Além disso, diferentes partes do tumor podem desenvolver-se de forma independente, pelo que a colheita de uma amostra de um local do tumor pode não refletir as alterações genéticas que ocorreram noutros locais. E se não formos capazes de identificar os diferentes erros genéticos que estão na base do cancro, é como jogar dardos com os olhos vendados quando utilizamos diferentes medicamentos.

À medida que o tumor cresce, algumas das suas células morrem, libertando o seu ADN no sangue do doente. Assim, os cientistas podem agora criar o perfil de ADN do tumor a partir de uma pequena amostra de sangue. Mas o mais importante é que também é possível monitorizar a doença ao longo do tempo e detetar partes rebeldes do tumor quando se tornam resistentes aos medicamentos e descobrir como o conseguiram.

Esta é a informação crítica de que necessitamos para proporcionar aos doentes os melhores tratamentos direcionados, tanto na altura do diagnóstico inicial como quando se tornam resistentes à terapia. E este é o próximo salto quântico para nós quando se trata de melhorar as taxas de sobrevivência no cancro do pulmão.

Os autores gostariam de agradecer ao Professor Anwar Yusuf, Pneumologista, Centro Nacional do Pulmão da Indonésia, Hospital Persahabatan, à Dr.ª Nila Kartika Ratna, Pneumologista, ao Dr. António Miguel, Médico, Ginecologista, Diretor, Hospital Nacional de Guido Valadares, ao Dr. Arthur Cortreal, Sp.PD, Chefe de Medicina Interna, Hospital Nacional de Guido Valadares, Dili Timor-Leste.

Poema sobre o cancro do pulmão

Como é que nos sentimos quando estamos a afogar-nos no nosso próprio corpo, incapazes de respirar, com falta de ar, a tossir sangue, com uma dor insuportável .... um assassino silencioso .... lenta mas seguramente. Os dias de vida escapam-nos dos lábios, sussurrando a Deus por uma nova oportunidade de vida... pensei que não ia acontecer ...

Não consegue respirar, respira com dificuldade... olha para os entes queridos, sabe que a hora chegará mais cedo ou mais tarde, espera que aconteçam milagres, que um dia haja uma cura... viu o corpo envolto em cancro, tão frágil... entre a morte e a vida... cancro do pulmão. os entes queridos olham e choram

Crianças, "sentiremos a vossa falta

Os pais dizem: "Quem me dera que fosse eu"

Não há esperança e, de repente, tudo se enche de sombras e, de alguma forma, a esperança de que a dor desapareça e que se adormeça e nunca mais se acorde.

Por vezes, a dor manifesta-se ... As lágrimas caem e pede-se a Deus que alivie a dor, o médico dá mais morfina ... não se morre de dor, mas a dor continua lá ... que vida é essa? vivo, mas não vivo ... morre-se por dentro logo que o diagnóstico é feito ... Cancro do pulmão .

Fase de negação...porquê eu? Pedir a Deus... começou a lutar contra o cancro com tudo o que a medicina tem para oferecer... esperança de uma nova descoberta....

Até que um dia o cancro venceu... Começou a despedir-se dos seus entes queridos... que vida trágica... que fim... a alma continua a lutar com o seu próprio corpo, mesmo que este tenha sido vítima de cancro

Ainda há esperança........

Um dia haverá uma cura, e ninguém se despedirá dos seus entes queridos como dantes, e atingiremos os limites da compreensão.

Dedicado ao meu querido tio Lino Lopes, que morreu de cancro do pulmão

Dra. Neusa OVT Lopes, pneumologista

REFERÊNCIAS

1. Jemal A, Siegal R, Ward E, Hao Y, Xu J, Thun MJ. Estatísticas do cancro. CA Cancer J Clin. 2009;59:225-49.

2. Jemal A, Bray F, Centre MM, Ferlay J, Ward E, Forman D. Estatísticas globais sobre o cancro. Estatísticas do cancro. CA Cancer J Clin. 2011;61:69-90.

3. Molina JR, Yang P, Cassivi SD, Schild SE, Adjei AA. Non-small cell lung cancer: epidemiology, risk factors, treatment, and survival (Cancro do pulmão de células não pequenas: epidemiologia, factores de risco, tratamento e sobrevivência). Mayo Clin Proc. 2008;83:584-94.

4. Sun S, Schiller JH, Gazdar AF. Lung cancer in never smokers - a different disease.Nat Rev Cancer. 2007;7:778-90.

5. Estados Unidos, National Institutes of Health, National Cancer Institute, Surveillance Epidemiology and End Results (SEER) Cancer Statistical Review, 1975-2006 Bethesda, MD: National Cancer Institute, Cancer Statistics Branch; 2009.

6. Martin N. Lung. Em: Songkhla, editor. Cancer in Thailand Vol IV. Chiang Mai: Ministério da Saúde Pública; 2000. p 414-6.

7. Dishop MK, Kuruvilla S. Tumores pulmonares primários e metastáticos na população pediátrica: uma revisão e uma experiência de 25 anos num grande hospital pediátrico. Arch Pathol Lab Med. 2008;132:1079-103.

8. Syahruddin E. Caraterísticas dos doentes nos dados da Associação Indonésia para o Estudo do Cancro do Pulmão. [th]A 4.ª Conferência Científica sobre Medicina Respiratória. PIPKRA 2006. departemen Pulmonologi dan Ilmu Kedokteran Respirasi FKUI.

9. Shi Y, Au JS, Thongprasert S, Srinavasan S, Tsai CM, Khoa MT, et al. Um estudo prospetivo de epidemiologia molecular da mutação EGFR em doentes asiáticos com cancro do pulmão avançado de células não pequenas de histologia de adenocarcinoma (PIONEER). J ThoracOncol. 2014;9:1027-36.

10. Elhidsi M, Andarini SL, Hudoyo A, Profile of epidermal growth fator recetor mutation and survival in young lung adenocarcinoma, Dissertações:Jakarta:FKUI:2016

11. MizushimaY, Yokoyama A, Ito M, Manabe H, Hirai T, Minami H, et al. Carcinoma do pulmão em doentes com menos de 30 anos. Cancer. 1999;85(8):1730-3.

12. Minami H, Yoshimura M, Matsuoka H, Toshihiko S, Tsubota N. Surgically treated lung cancer in patients under 50 years of age. Chest. 2001;120:32-6

13. NiederC, Thamm R, Astner ST, Molls M. Disease pattern and treatment outcome in very young patients with brain metastases from lung cancer. Oncology. 2008;31:305-8

14. Landreneau RJ, Normolle DP, Christie NA, Awais O, Wizorek JJ, Abbas G, et al. Recorrência e Resultados de Sobrevivência após Segmentectomia Anatómica versus lobectomia para cancro do pulmão de células não pequenas em estádio clínico I: uma análise de propensão. J ClinOnc. 2014;32(23):2449-2455

15. Liu NS, Spitz MR, Kemp BL, Cooksley C, Fossella FV, Lee JS, et al. Adenocarcinoma do pulmão em pacientes jovens: a experiência do M. D. Anderson.Cancer. 2000;88(8):1837-41.

16. Antkowiak JG, Regal AM, Takita H. Bronchogenic carcinoma in patients under 40 years of age. Ann Thorac Surg. 1989;47(3):391-3.

17. Bourke W, Milstein D, Giura R, Donghi M, Luisetti M, Rubin AH, et al. Lung cancer in young adults. Chest. 1992;102(6):1723-9.

18. Chang J, Sena S, Paul M. Stereotactic ablative radiotherapy versus lobectomy for operable stage I non-small-cell lung cancer: a pooled analysis of two randomised trials. *The Lancet Oncology*. 2015;1(6):630- 637.

19. Yuehong Wang, Junjung Chen, Wei ding et al. Caraterísticas clínicas e mutações genéticas de doentes com cancro do pulmão com idade igual ou inferior a 30 anos. Instituto Nacional de Saúde. 2015

20. Globocan 2012 (IARC): Estimated cancer incidence, mortality and prevalence worldwide, section on cancer surveillance 2. Jemal A, Centre MM, DeSantis C, Ward EM (2010) Global patterns of cancer incidence and mortality rates and trends. Cancer Epidemiol Biomarkers Prev 19: 18931907.

21. Cooper GM. A célula: uma abordagem molecular. 2 nded. Sunderland (MA): Sinauer Associates; 2000. Sunderland (MA): Sinauer Associates; 2000. The Development and Causes of Cancer. Disponível em https://www.ncbi.nlm.nih.gov/books/NBK9963/, acedido em 11 de junho de 2018.

Índice

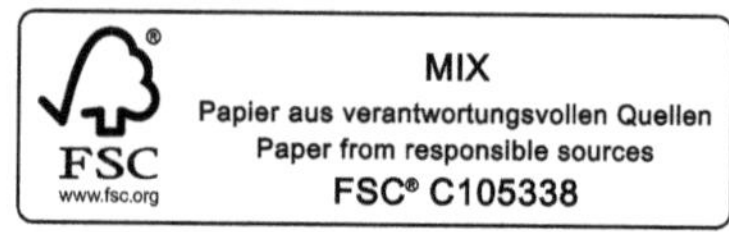

Printed by Books on Demand GmbH, Norderstedt / Germany